Travail du Laboratoire du Professeur DEJERINE

L'ATROPHIE CROISÉE

DU

CERVELET

consécutive aux

LÉSIONS CÉRÉBRALES CHEZ L'ADULTE

(Étude anatomo-pathologique)

PAR

Le Docteur E. KONONOVA

ANCIENNE EXTERNE DES HÔPITAUX DE PARIS

※

PARIS

G. STEINHEIL, ÉDITEUR

2, RUE CASIMIR-DELAVIGNE, 2

1912

Travail du Laboratoire du Professeur DEJERINE

L'ATROPHIE CROISÉE

DU

CERVELET

consécutive aux

LÉSIONS CÉRÉBRALES CHEZ L'ADULTE

(Étude anatomo-pathologique)

PAR

Le Docteur É. KONONOVA

ANCIENNE EXTERNE DES HÔPITAUX DE PARIS

PARIS

G. STEINHEIL, ÉDITEUR

2, RUE CASIMIR-DELAVIGNE, 2

—

1912

A MON MAITRE

M. le Docteur BABINSKI

A MES MAITRES DANS LES LABORATOIRES

M. LE PROFESSEUR PRENANT

M. LE DOCTEUR ANDRÉ THOMAS

M. LE DOCTEUR JUMENTIÉ

HISTORIQUE

Durant notre séjour dans le service de notre maître le professeur Dejerine, nous avons pu recueillir plusieurs cas d'atrophie croisée du cervelet consécutive aux lésions cérébrales chez l'adulte, dont nous avons poursuivi l'étude anatomo-pathologique avec le docteur André Thomas.

Nous croyons avoir réuni des faits assez intéressants pour en faire le sujet de ce travail.

Il ne semblait pas possible que de pareils phénomènes d'atrophie puissent se réaliser dans le système nerveux de l'adulte alors qu'il est déjà complètement développé, il était par contre facile de concevoir qu'ils puissent se produire dans le jeune âge, durant la période où il se constitue.

Jusqu'ici dans la littérature nous n'avons trouvé que des travaux se rapportant à l'atrophie cérébelleuse secondaire à une lésion cérébrale remontant à l'enfance.

Nous avons eu l'occasion d'examiner 4 cas d'atrophie du cervelet consécutive à une lésion cérébrale chez des adultes. Mais, avant d'aborder leur étude qui fera le sujet de notre travail, nous voulons passer en revue les différents travaux se rapportant à l'atrophie du cervelet chez l'enfant, nous verrons à quel âge elle se produit et quelles modifications elle amène dans la structure de cet organe ce qui nous permettra de la comparer avec l'atrophie de l'adulte et de voir si vraiment ces lésions de l'enfance sont différentes de celles que nous observons chez les adultes.

L'atrophie croisée du cervelet a été mentionnée pour la première fois par Cruveilhier dans son atlas en 1829. Il s'agissait d'un enfant, idiot de naissance, et mort à 5 ans d'une maladie intercurrente. A l'autopsie on avait constaté une grande collection de liquide séreux comprimant l'hémisphère cérébral gauche ; il n'y avait aucune ressemblance entre les circonvolutions du côté gauche et celles du côté droit, la couche optique gauche était atrophiée.

Le lobe droit du cervelet était de moitié plus petit que le gauche. La disposition des lamelles différait beaucoup de l'état sain. Cet auteur se contenta de noter les altérations macroscopiques que l'on constatait à l'œil nu, faute de techniques microscopiques. Cette question de l'atrophie croisée du cervelet l'intéressait beaucoup et il pensait que l'on aurait pu en tirer grand profit pour la physiologie du cerveau si on avait pu étudier plus en détails les relations qui existent entre les différentes parties atrophiées de l'encéphale.

Le premier travail d'ensemble sur les atrophies cérébelleuses a été fait par Turner (1856). Quelques années avant ce travail, il avait présenté, avec Charcot, un cas d'atrophie ou agénésie cérébrale : l'hémisphère cérébral droit, la couche optique, les corps striés, le pédoncule cérébral, la pyramide antérieure du même côté étaient atrophiés tandis que l'hémisphère cérébelleux, la moitié de la moelle et du corps étaient atrophiés du côté opposé ; le crâne était asymétrique, plus épais du côté droit « pour remplir le vide occasionné par l'agénésie de l'encéphale ».

L'observation clinique nous montre que cette malade appartenait à une famille d'épileptiques. A l'âge de 7 ans, elle avait été frappée d'hémiplégie gauche et de cécité après une maladie convulsive; à peu près à la même époque remontaient ses crises épileptiques; elle avait présenté pendant toute sa vie des tremblements et des secousses douloureuses.

La sensibilité était normale. L'intelligence obtuse.

Elle avait succombé à la phtisie pulmonaire à l'âge de 22 ans.

Dans son travail de 1856, Turner donne plusieurs observations personnelles ainsi que des observations de différents auteurs d'hémiplégies congénitales ou datant des premières années de la vie, dues à la destruction d'un hémisphère cérébral et accompagnées toujours d'atrophie du cervelet du côté opposé. Parfois l'atrophie cérébelleuse était très considérable et déterminait entre les deux lobes une grande asymétrie. L'hémisphère cérébelleux atteint présentait une diminution de tous ses diamètres, ce qui suffisait à montrer que l'atrophie n'était pas primitive, c'est-à-dire consécutive à une lésion de la pulpe cérébelleuse, mais qu'elle était le résultat de l'altération cérébrale, « qu'elle en était une dépendance, un effet ». On notait une augmentation notable de la consistance de cet hémisphère. Si la lésion encéphalique était très précoce, on observait l'aplatissement du crâne dans sa portion en rapport avec le lobe cérébral atrophié; si la lésion était plus tardive, il n'y avait aucune dépression à la surface du crâne, mais une augmentation considérable de l'épaisseur de l'os aux endroits correspondants aux parties atrophiées.

Les observations dans lesquelles l'atrophie cérébelleuse n'a pas été mentionnée, sont regardées par cet auteur comme incomplètes ou se rapportant à des cas où l'atrophie n'a pas eu le temps de se produire, le temps jouant un rôle dans la production de cette atrophie.

Turner paraît étonné que les auteurs qui l'ont précédé n'aient pas cherché la signification anatomique et physiologique de cette atrophie : d'après lui la disposition croisée de l'atrophie cérébrale et cérébelleuse n'est pas accidentelle, elle a sa raison d'être dans la structure de l'encéphale, et elle est le résultat des connexions intimes qui existent entre les lobes opposés du cerveau et du cervelet. Il pense qu'il y a des fibres cérébro-cérébelleuses directes et qu'elles forment la couche moyenne du pédoncule cérébral ; elles s'entre-croisent à la partie supérieure de la protubérance, se continuent avec les faisceaux latéraux du bulbe, mais une partie de ces fibres se rend au lobe latéral du cervelet. La décussation des fibres moyennes du pédoncule explique la relation croisée du cerveau et du cervelet. Les fibres de la couche inférieure constituent la pyramide antérieure ; celles de la couche supérieure se continuent avec le pédoncule cérébelleux supérieur.

Dans la dernière partie de son travail, Turner décrit le retentissement de la lésion cérébrale sur le bulbe et la moelle qui est directe pour le premier, croisée pour la deuxième.

A cette époque, la technique histologique était encore inconnue, c'est pourquoi cet auteur n'a pas pu nous donner plus de détails sur les connexions plus intimes du cerveau et du cervelet et sur les modifications histologiques fines de cet organe.

Dans sa thèse (1868), Cotard réunit un grand nombre

d'observations d'hémiplégies datant de l'enfance, suivies d'examens anatomiques qui sont incomplets.

Presque dans toutes les observations, on trouve la lésion cérébrale suivie par l'atrophie du cervelet du côté opposé, et dans quatre cas seulement la lésion atrophique d'un hémisphère cérébral existe seule, avec intégrité du cervelet.

Dans un article sur l'atrophie croisée du cervelet de Major nous trouvons enfin quelques indications sur les modifications histologiques dans le cervelet atrophié : on note dans le cervelet des lésions de sclérose ; la présence de corpuscules amyloïdes dans le tissu malade ; les cellules de Purkinje font défaut dans les points sclérosés ; la couche des grains est réduite à une étroite bande de cellules peu altérées ; les fibres nerveuses sont absentes dans les feuillets malades et sont remplacées par des fibres de tissu conjonctif et par de la névroglie proliférée ; par place dans les régions malades les feuillets sont fusionnés par l'union des couches adjacentes de substance grise, cette fusion est due à la pénétration des fibres de la pie-mère dans les feuillets.

Cliniquement il s'agissait d'une femme atteinte d'imbécillité congénitale et qui présentait, avec une hémiplégie droite, des accès de convulsions épileptiques.

Un cas d'atrophie croisée du cervelet est rapporté par Fletcher Beach. Il s'agit d'une malade épileptique depuis l'âge de 2 ans, d'une intelligence faible : paralysée du membre supérieur droit et parésiée du membre inférieur.

A l'autopsie, on note une atrophie de l'hémisphère cérébral gauche, qui est dur au toucher, un épaississement du crâne et des membranes, un épanchement séreux sous-arachnoïdien, une atrophie du lobe droit du cervelet. A la coupe du cerveau on trouve les corps striés, la couche optique, le pédoncule cérébral et la protubérance atrophiés ; un examen plus détaillé n'a pas été fait.

Von Monakow publie dans son travail (1895) un examen anatomo-pathologique très complet d'un cas d'atrophie croisée du cerveau et cervelet.

Nous le rapportons ici, en faisant remarquer toutefois qu'il est un peu particulier et qu'il ne rentre pas dans les cas types d'atrophie croisée parce que l'hémisphère cérébelleux qui présente une grosse diminution de volume est le siège d'une vaste lésion primitive.

Il s'agit d'un garçon âgé de 12 ans, d'intelligence faible, épileptique depuis l'âge de 8 ans, présentant de l'hémiatrophie et de l'hémiparésie gauches. Le père était buveur. L'accouchement a été fait au forceps. L'enfant est mort présentant des troubles cérébraux.

A l'autopsie on trouve de la porencéphalie ancienne dans le lobe pariétal de l'hémisphère cérébral droit; une perte analogue de substance dans le lobe gauche du cervelet. Tout l'hémisphère droit est plus petit et recouvre peu le cervelet. Sa lésion se présente sous forme d'un entonnoir porencéphalique, qui communique par une fente large de un centimètre avec le ventricule latéral droit et se continue latéralement avec la fosse sylvienne.

Cette lésion envahit les circonvolutions centrales ainsi que l'opercule, une portion du gyrus supramarginalis, la première circonvolution temporale ; en outre on note une réduction en masse du lobe temporo-occipital ; le lobe frontal est bien développé.

L'hémisphère cérébelleux gauche est six fois plus petit que le droit et n'est épais que de 2 à 3 centimètres ; il présente une perte de substance considérable qui établit une communication avec le quatrième ventricule.

A la coupe on trouve à droite des dégénérescences secondaires de la capsule interne, la couche optique, la région sous-thalamique, la région de la calotte, le pédoncule cérébral, la protubérance, l'olive inférieure ; du même côté dans le lobe occipital existe une atteinte des radiations optiques, des tubercules quadrijumeaux et du tractus optique ; à gauche on note une dégénérescence dans les pédoncules cérébelleux et dans les noyaux des cordons postérieurs.

Les lobes semi-lunaires inférieur et postérieur, les lobules cunéiforme et gracile manquent totalement. Une lésion partielle est constatée dans la région des amygdales et du vermis inférieur.

Le bras supérieur et l'écorce du lobe quadrilatère sont conservés, mais la substance médullaire de ce dernier et les cellules de Purkinje ont disparu complètement, il en est de même pour la tonsille ; tandis que dans les vermis inférieur et supérieur et dans les autres lobes conservés il y en a encore un nombre considérable.

On constate en outre dans le cervelet des dégénérescences secondaires des pédoncules cérébelleux, surtout du moyen.

Les fibres transversales du pont qui donnent origine au pédoncule cérébelleux moyen sont très réduites à gauche, et la protubérance de ce côté ne présente presque que les fibres des voies pédonculaires, tandis que du côté droit c'est l'inverse.

La substance grise du pont présente aussi une différence des deux côtés ; à droite, elle est en grande partie atrophiée, à gauche elle persiste intacte.

La réduction de volume du pédoncule cérébelleux gauche est considérable et elle est due à l'atrophie secondaire simple de ses diverses fibres ; on ne voit nulle part de lésions dégénératives.

Le corps restiforme présente le quart de son volume normal et en rapport avec son atrophie, ses différentes dépendances sont également réduites de volume ; ce sont les fibres arciformes gagnant l'olive inférieure du côté opposé, les fibres destinées au noyau du cordon latéral et au noyau dorsal du corps restiforme, et les fibres allant au cordon latéral ; on retrouve leur atrophie très loin dans la moelle. Il existe une dégénérescence marquée de l'olive inférieure droite, du noyau du cordon latéral droit et de la partie latérale du noyau du cordon de Burdach.

Von Monakow considère les lésions cérebelleuses gauches comme lésions primitives, et d'après lui l'accouchement par le forceps et l'alcoolisme du père ont probablement déterminé à une période fœtale précoce un trouble du développement du système nerveux central.

Victor de Jong dans sa thèse, qui parut une année plus tard (1896), donne l'examen d'un cas d'atrophie croisée du cervelet.

Il s'agit d'un enfant bien portant à la naissance qui, à l'âge de 15 mois, présenta de l'hémiplégie après une maladie infectieuse et convulsive. L'enfant devint idiot. Trois ans après apparurent les crises épileptiformes.

Le côté gauche resta moins développé.

Il mourut à 20 ans.

A l'autopsie on trouva une atrophie très prononcée de l'hémisphère cérébral droit, qui était recouvert de méninges épaissies ; l'atrophie cérébrale avait frappé surtout le lobe pariétal, l'insula et le lobe temporal qui étaient formés par un tissu réticulé, spongieux ; aux pôles de l'hémisphère il y avait des dégénérescences et des atrophies secondaires ; de même il existait une atrophie très marquée de l'hémisphère cérébelleux gauche.

A l'examen des coupes on voyait que toute la moitié droite du tronc cérébral était atrophiée; la région touchée comprenait : la couronne rayonnante, le thalamus, le noyau caudé, les tubercules quadrijumeaux postérieur et antérieur, et le noyau rouge qui était particulièrement atteint. Il y avait une réduction de la substance grise du pont et de celle de l'olive inférieure.

Au niveau du cervelet, l'atrophie portait sur le lobe quadrilatère antérieur gauche; on y constatait la disparition des cellules de Purkinje; l'atrophie du noyau dentelé gauche et du pédoncule cérébelleux supérieur qui y prend origine.

Dans les trois cas d'atrophie cérébrale rapportés par Mott et Tredgold il n'y en a qu'un seul qui soit accompagné d'atrophie croisée du cervelet. Il s'agit d'une lésion survenue à un âge peu avancé et s'étant manifestée par des crises épileptiformes et plus tard par de l'hémiplégie droite et des troubles délirants progressifs.

Dans ce cas la lésion primitive siégeait dans le ganglion basal gauche (couche optique).

En même temps on trouvait de l'atrophie de l'hémisphère gauche surtout marquée dans ses circonvolutions pariétales et rolandiques, moins intense dans celles des lobes frontal et occipital ; il existait une diminution de volume des autres ganglions de la base et du pédoncule cérébral gauche du même côté ; il y avait également une atrophie du côté gauche du pont et de la moelle.

L'hémisphère cérébelleux droit et son pédoncule supérieur étaient également atrophiés, surtout les lobes culminé et biventral ; le noyau dentelé droit était plus petit et le vermis normal ainsi que les autres circonvolutions. A l'examen microscopique on constatait une réduction des cellules du noyau dentelé, une absence complète des cellules de Purkinje dans les circonvolutions atrophiées, une réduction des couches moléculaire et granuleuse, une diminution très notable des fibres blanches surtout celles qui sont en connexion avec les cellules de Purkinje.

Dans l'écorce cérébrale, les grandes cellules pyramidales étaient surtout atteintes : elles étaient détruites ou très diminuées de volume ; les fibres de projection étaient également touchées.

Nous trouvons un cas d'atrophie croisée au cervelet dans la thèse de Lydie Kotschetkova (1901).

Cette observation se rapporte à une malade idiote et ayant présenté une hémiplégie gauche incomplète avec contracture depuis l'enfance. Elle succomba à la tuberculose pulmonaire.

A l'autopsie : microgyrie de l'hémisphère cérébral droit avec circonvolutions et sillons très étroits, inégaux et irréguliers.

Hémisphère cérébelleux gauche atrophié ; surtout au niveau de l'amygdale et des circonvolutions des lobes quadrilatère, gracile, cunéiforme.

Pédoncule cérébral droit réduit de moitié et asymétrie protubérantielle et bulbaire.

Examen histologique. — Les circonvolutions sont tantôt simplement réduites avec conservation de leur structure normale ; tantôt ratatinées avec modifications intenses des couches corticales et sous-corticales ; tantôt enfin elles ont subi une transformation scléreuse, diffuse et intense, allant jusqu'à l'effacement de leur aspect normal.

Comme lésions profondes on constate : une réduction en

masse du centre ovale avec fibres dégénérées dans les languettes de substance blanche ; une diminution très nette des fibres du corps calleux ; une dégénérescence peu marquée de la capsule interne, une diminution de volume de la couche optique droite.

Le noyau rouge est normal ; les pédoncules cérébelleux gauches sont atrophiés et même dans le pédoncule cérébelleux supérieur on trouve des fibres dégénérées.

Le ruban de Reil, la formation réticulée, l'olive bulbaire sont plus petits à droite ; en outre l'olive présente une dégénérescence de ses cellules ganglionnaires.

On trouve non seulement une atrophie globale de l'hémisphère cérébelleux gauche, mais par places une microgyrie particulière et assez intense des circonvolutions cérébelleuses (aspect surtout net dans la tonsille).

L'écorce de ces circonvolutions cérébelleuses présente des altérations pathologiques dans ses trois couches, mais elles sont surtout prononcées dans la couche moléculaire qui est très amincie et présente une prolifération abondante de névroglie.

Les cellules de Purkinje sont très rares ou font même totalement défaut.

Les prolongements médullaires et intra-lamellaires sont très minces.

On constate des dilatations vasculaires avec épaississement des parois des vaisseaux.

Dans les circonvolutions non microgyriques (lobes semi-lunaire inférieur, gracile, cuneatus, vermis) l'atrophie est uniformément répartie dans toutes les couches.

Il existe une atrophie frappante du corps dentelé gauche, de la substance blanche de son hile et de sa toison.

Dans ce cas, les altérations du cervelet étaient trop

intenses pour être considérées uniquement comme secondaires, consécutives à la lésion de l'hémisphère cérébral droit, quoique une partie des lésions cérébelleuses à gauche doive être, sans aucun doute, rapportée à l'atrophie secondaire.

Pour expliquer la microgyrie de l'hémisphère cérébelleux gauche il faut supposer ou bien un processus pathologique ayant passé inaperçu, pendant la vie intra-utérine, ou bien une pure anomalie de développement.

Lannois et Paviot rapportent plusieurs cas d'atrophie unilatérale du cervelet. Parmi ces cas, il y en a un qui a trait à l'atrophie croisée du cervelet secondaire à une lésion cérébrale.

Cette observation est publiée dans la *Nouvelle Iconographie de la Salpêtrière* en 1902: il s'agit d'une sclérose cérébrale infantile, suivie d'hémiatrophie croisée du cervelet.

On n'a pas de détails sur la naissance et la toute première enfance de ce malade ; il eut à l'âge de 15 mois des convulsions et il conserva des crises assez fréquentes : depuis à peu près la même époque le malade est devenu hémiplégique. Un an avant sa mort il fut pris de délire et mourut dans un état demi-comateux.

A l'autopsie. — Les méninges furent trouvées œdématiées et hyperémiées ; il y avait une grande quantité de liquide céphalo-rachidien.

Les hémisphères cérébraux étaient inégaux, le gauche étant le plus petit, ses circonvolutions étaient ratatinées, atrophiées, séparées par des sillons et des scissures larges ; il présentait une résistance et une dureté anormales.

L'atrophie était générale, mais surtout prononcée dans la région pariétale et au niveau de la frontale ascendante, de l'opercule et du lobule paracentral.

La substance blanche droite était très réduite de volume. Les noyaux centraux faisaient saillie dans la cavité ventriculaire.

La protubérance et le bulbe semblaient normaux.

Le lobe droit du cervelet était réduit de moitié environ, dur, rétracté, ses circonvolutions étaient aplaties.

Examen histologique. — Pour l'hémisphère cérébral gauche, au niveau des circonvolutions atrophiées on notait une réduction de tous les éléments de l'écorce ; diminution de la hauteur de la couche moléculaire et raréfaction des cellules pyramidales, l'axe blanc était diminué de volume et présentait une infiltration intense d'éléments ronds et ovales.

Les coupes ont montré que l'hémisphère cérébelleux droit était atteint d'atrophie parcellaire et régionale ; c'est ainsi qu'on voyait une lamelle complètement atrophiée à côté d'une autre intacte; en d'autres points une portion seulement de lamelle présentait de l'atrophie de ses trois couches, alors que le reste était tout à fait normal.

D'après les auteurs, le premier signe de l'atrophie est la disparition des cellules de Purkinje, puis la raréfaction de la couche des grains, la diminution de hauteur de la couche moléculaire et entre ces deux couches l'isolement et la persistance de la couche des cellules innominées, qui étaient mises en vue par raréfaction des grains; les noyaux de ces cellules étaient ovales, volumineux, moins colorés que ceux des grains; ils avaient un réseau chromatique poussiéreux.

L'atrophie de la substance blanche de ces arborisations cérébelleuses n'apparaissait qu'en dernier lieu.

Dans ce cas le bulbe était complètement normal, ses

olives avaient leurs dimensions et leur développement ordinaires.

Les auteurs sont arrivés à cette conclusion qu'il n'existe pas de différences histologiques entre l'écorce du cervelet paraissant atrophiée primitivement et celle d'un cervelet atrophié secondairement ; que dans ce processus d'atrophie s'isole constamment une couche des cellules innominées qui, d'après leur forme, peuvent être rangées parmi les cellules nerveuses, les cellules de relation que M. Dejerine désigne sous le nom de grandes cellules du type II de Golgi ; et que dans ce processus d'atrophie la disparition des cellules de Purkinje précède toutes les autres modifications.

En 1904, Reitsema publie un travail consacré à l'*atrophie croisée du cervelet* : il s'agit d'une malade âgée de 53 ans, qui fut bien portante jusqu'à l'âge de 3 ans, quand vint une paralysie après une maladie grave accompagnée de convulsions ; l'intelligence avait beaucoup diminué. La malade succomba dans le marasme.

A l'autopsie, on trouva l'hémisphère cérébral gauche transformé en un kyste rempli de liquide, avec des parois formées de scissures et de circonvolutions à l'état rudimentaire. La pie-mère était très adhérente.

Par places on voyait encore des restes de l'écorce qui étaient conservés.

L'hémisphère cérébral droit était normal. Le pédoncule cérébral, la protubérance, le bulbe et le corps mamillaire étaient diminués à gauche.

L'hémisphère cérébelleux droit était notablement plus petit que le gauche, ses circonvolutions étaient minces, mais régulières.

L'*examen microscopique* montra que les lobes semi-lunaires supérieur, semi-lunaire inférieur et quadrilatère étaient les plus atteints. Les altérations de l'écorce cérébelleuse consistaient en un amincissement des couches moléculaire et granuleuse, en une diminution du nombre de leurs cellules et en une réduction de volume des cellules de Purkinje, avec apparition de la couche des cellules innominées. Il y avait en outre une diminution des fibres à myéline dans les prolongements médullaires.

Le noyau dentelé droit était plus petit que le gauche et ses cellules étaient atrophiées. Mêmes altérations dans l'olive gauche et la substance grise du pont.

Le pédoncule cérébelleux supérieur gauche était atrophié de moitié. Le noyau rouge ne semblait pas sensiblement diminué de volume.

Mingazzini rapporte l'observation d'une malade qui, dès la naissance, présenta diverses anomalies : crâne petit, déformations faciales, contracture des quatre membres.

A l'autopsie, on trouva une microgyrie très intense accompagnée d'atrophie de l'hémisphère cérébral droit et de l'hémisphère cérébelleux gauche.

Dans son article « Hémiatrophie cérébrale et hémiatrophie cérébelleuse croisée chez un imbécile épileptique », Marchand dit que l'on trouve souvent chez les aliénés des lésions corticales consécutives à des méningites arrêtées dans leur évolution.

L'auteur donne une observation d'hémiatrophie cérébrale gauche causée par une méningite séreuse survenue à l'âge de deux ans, il s'ensuivit un arrêt de développement physique et intellectuel avec crises d'épilepsie et hémiparésie droite; la malade succomba à une hémorragie cérébrale.

A l'autopsie on trouve un épaississement des os du crâne, un épanchement sanguin sous-dure-mérien au niveau de la partie postérieure et supérieure du lobe pariétal.

Les méninges étaient épaisses, mais peu adhérentes à l'écorce.

L'hémisphère cérébral gauche était très atrophié, ses circonvolutions étaient petites mais cependant apparentes.

Le cervelet présentait une atrophie de son lobe droit qui était de la grosseur d'une noix ; la moitié droite des vermis supérieur et inférieur, les pédoncules cérébelleux droits étaient également atrophiés. Les méninges cérébelleuses étaient saines.

A l'examen histologique du cerveau on constatait : en plus des lésions méningées, des lésions de l'écorce au niveau de l'hémisphère gauche, sa couche moléculaire présentait un processus de sclérose névroglique ; les cellules pyramidales étaient diminuées en nombre et pauvres en prolongements protoplasmiques.

Du côté droit, dans la couche moléculaire, il existait une légère prolifération névroglique mais les cellules pyramidales étaient normales.

Le cervelet présentait des méninges saines, mais son lobe droit était formé de tissu névroglique, les arborisations y étaient à peine indiquées ; la couche des grains était très réduite ; les cellules de Purkinje très rares ; la couche moléculaire était formée de tissu névroglique. On trouvait de nombreux corpuscules amyloïdes.

Les pédoncules cérébelleux droits étaient atrophiés.

Dans le bulbe on constatait une atrophie de la pyramide et de l'olive gauches, sans lésions dégénératives.

Dans la moelle il y avait de l'atrophie du cordon latéral droit et des cornes antérieures.

Les conclusions de l'auteur sont les suivantes :

1° La méningite dans le jeune âge a déterminé l'arrêt de développement et l'atrophie cérébrale gauche ;

2° Cette hémiatrophie cérébrale a déterminé l'hémiatrophie cérébelleuse croisée. La sclérose porte sur tous les éléments, surtout sur la couche moléculaire ;

3° L'absence sur le lobe cérébelleux de lésions méningitiques, montre bien que l'atrophie cérébelleuse n'a pas été déterminée par une méningite.

En 1907, MM. Thomas et Cornélius publient un cas d'atrophie croisée du cervelet (ce cas est rapporté dans la thèse de M. Cornélius).

Dans leur observation il s'agit d'une femme qui, depuis l'âge de 10 ans, était atteinte de crises d'épilepsie. Avec l'âge les crises étaient devenues plus fréquentes ; à 41 ans elle eut une hémiplégie gauche consécutive à une forte crise.

Elle mourut à 61 ans.

A l'examen macroscopique des pièces on constata une atrophie en masse de tout l'hémisphère cérébral droit, avec prédominance marquée des lésions en certaines régions : tout le lobe frontal, le lobe pariétal.

La 2ᵉ circonvolution temporale et l'opercule pariétal étaient très atrophiés ; ses circonvolutions étaient petites et ratatinées. La zone rolandique et les autres circonvolutions temporales et occipitales semblaient presque normales.

A la face interne l'atrophie s'étendait de la 1ʳᵉ circonvolution temporale jusqu'au niveau du lobule paracentral : elle était nette aussi au niveau de la circonvolution limbique, y compris le pli pariéto-limbique ; les autres circonvolutions étaient mieux conservées.

Il existait une atrophie très nette de l'hémisphère cérébelleux gauche, surtout dans sa partie supérieure, au niveau des lobes quadrilatères. Le vermis et les hémisphères cérébral et cérébelleux du côté opposé étaient normaux.

A l'examen microscopique du lobe frontal on constatait, au niveau de la 2ᵉ circonvolution frontale, un bouleversement de l'architecture de l'écorce ; elle présentait un aspect lacunaire ; une disparition des cellules pyramidales, de la prolifération névroglique avec inflammation vasculaire.

A un autre niveau, sur une autre coupe on constatait un aspect typique de microgyrie corticale, avec diminution d'épaisseur de toutes les couches et raréfaction de tous les éléments.

Au niveau de la 3ᵉ circonvolution frontale, l'écorce était creusée comme une éponge, remplie de fentes et de lacunes ; les fibres à myéline avaient presque disparu totalement ; dans les autres endroits du lobe frontal, les circonvolutions étaient totalement détruites.

L'examen histologique du lobe temporal montrait une atrophie notable de la 2ᵉ circonvolution temporale ; le noyau amygdalien et la corne d'Ammon étaient normaux. Le lobe fusiforme, le lobe occipital dans sa partie externe avaient l'aspect de circonvolutions microgyriques.

La scissure calcarine et les circonvolutions adjacentes étaient petites.

Le corps calleux, le tapetum, les forceps major et minor étaient plus petits que normalement et par place même dégénérés.

L'insula, bien que plus petit que normalement, présentait une intégrité relative.

Il y avait une atrophie très prononcée de la couche optique, surtout du pulvinar ; les radiations de la calotte, le faisceau thalamique, le corps de Luys étaient bien colorés, mais atrophiés.

Le noyau lenticulo-strié était bien conservé dans ses trois segments.

Le noyau caudé était atrophié tout à fait à son extrémité supérieure.

La capsule interne était bien colorée, mais plus petite que normalement.

Le tubercule mamillaire, le faisceau de Vicq d'Azyr, le pilier antérieur du trigone, la commissure antérieure étaient réduits de volume, mais conservaient leur coloration normale.

La plus grande partie du pied du pédoncule cérébral était constituée par le faisceau de Turck.

Sur les coupes de la protubérance on voyait une atrophie de la moitié droite, intéressant la voie pyramidale et la substance grise du pont.

Il n'y avait pas de différence appréciable entre la substance grise de la calotte des deux côtés ; le faisceau central de la calotte paraissait un peu plus petit du côté de l'atrophie protubérantielle.

Il existait une légère asymétrie du bulbe et de la moelle, à cause de l'atrophie de la pyramide.

Le *cervelet* présentait une réduction très prononcée de sa substance blanche et de ses prolongements dans les lobes, lames et lamelles, surtout accentuée au niveau des lobes quadrilatères antérieur et postérieur et portant sur les trois couches, avec conservation de leur constitution normale.

Pas de traces de dégénérescence. Les cellules de Purkinje faisaient entièrement défaut dans les lobes quadrilatères antérieur et postérieur. Elles réapparaissaient plus bas. Le vermis inférieur avait conservé toutes ses cellules, tandis que le vermis supérieur en était dépourvu dans sa partie externe.

A la place des cellules de Purkinje on constatait un grand nombre de noyaux elliptiques.

Il y avait une atrophie de tous les noyaux centraux, avec une prédominance pour le noyau dentelé, sa toison et ses cellules.

Les trois pédoncules cerébelleux gauches étaient atrophiés.

Il n'y avait pas d'altérations sensibles dans le noyau rouge, mais une atrophie de la partie supérieure de l'olive bulbaire droite et des fibres arciformes internes qui la réunissent avec le corps restiforme gauche.

Pas d'atrophie dans le système des rubans de Reil et des cordons postérieurs.

A l'examen des coupes en série du cervelet, on voyait que la partie supérieure était plus atrophiée et dans tous ses éléments (substance blanche aussi bien qu'écorce); dans la même partie on trouvait une seule altération, qui pouvait être qualifiée de phénomène de déficit: c'était la disparition des cellules de Purkinje.

Il y avait donc opposition de nature entre les lésions cérébrales et cérébelleuses: les premières dégénératives et inflammatoires, les secondes seulement atrophiques. Les auteurs tiraient comme conclusion qu'il était impossible de faire dépendre ici la lésion cérébrale de la lésion cérébelleuse, étant donnée la gravité du processus dont l'hémisphère cérébral droit avait été le siège; et que, s'il y avait subordination d'une lésion à l'autre, c'était l'atrophie cérébelleuse qui était conditionnée par l'atrophie du cerveau.

Plus récemment (1911), Lhermitte et Klarfeld ont fait à la *Société de neurologie* une communication sur l'atrophie croisée du cervelet. Ils ont eu l'occasion de faire l'autopsie d'une malade âgée de 39 ans, atteinte depuis l'âge de 3 ans d'hémiplégie droite avec contractures.

Macroscopiquement, l'hémisphère cérébral gauche présentait une vaste lésion occupant tout le lobe occipital ; à ce processus destructif s'ajoutait un processus de calcification, grâce auquel le pôle occipital était transformé en une substance d'une dureté pierreuse ; l'hémisphère cérébelleux droit était manifestement atrophié.

Sur les coupes horizontales de l'hémisphère cérébral on constatait que les circonvolutions occipitales, pariétales inférieures et la partie postérieure de la première temporale étaient calcifiées et leurs éléments détruits par un processus d'encéphalite ancienne.

La région rolandique était légèrement touchée au niveau de la pariétale ascendante. La capsule interne, petite dans son ensemble, montrait une agénésie de la partie antérieure de son bras postérieur, les fibres y apparaissaient plus petites et moins bien colorées.

Le faisceau de Turck était plus pâle que normalement, mais pas dégénéré.

Au niveau du pédoncule cérébral gauche on voyait nettement la réduction de la voie pyramidale ; le faisceau de Turck était plus faiblement coloré.

Il existait une hémiatrophie du côté gauche du tronc cérébral, prédominant au niveau du pied.

L'olive bulbaire gauche était plus petite que celle du côté opposé.

Il y avait une atrophie de la moitié droite de la moelle, portant sur les substances blanche et grise, avec agénésie du faisceau pyramidal direct gauche.

A l'examen du cervelet on constatait :

1° L'intégrité des pédoncules cérébelleux dans leurs fibres et dans leurs noyaux d'origine ;

2° L'atrophie très marquée de la substance blanche de l'hémisphère cérébelleux droit ;

3° L'atrophie de la substance grise corticale portant surtout sur la couche moléculaire ; les cellules de Purkinje étant intactes;

4° Une légère atrophie du noyau dentelé droit.

Il s'agissait, dans ce cas, d'une atrophie contro-latérale de l'hémisphère droit, consécutive à un foyer d'encéphalite du lobe occipital survenue avant l'âge de 3 ans. Les auteurs rangent, au point de vue anatomique, l'atrophie cérébelleuse croisée dans le groupe des atrophies numériques, qui sont caractérisées par une diminution du nombre des éléments anatomiques et qui se manifestent d'une manière d'autant plus saisissante que la lésion a frappé le sujet à un âge moins avancé.

A toutes ces observations anatomo-cliniques on peut joindre les résultats très importants de l'expérimentation obtenus par von Monakow. Il a étudié les conséquences de l'ablation d'un hémisphère cérébral chez les animaux nouveau-nés.

Dans une de ses expériences il a extirpé tout l'hémisphère cérébral droit chez un chien nouveau-né de grande race.

L'animal fut sacrifié six mois après et on trouva à l'autopsie : une conservation de certaines circonvolutions et noyaux centraux qui avaient été respectés par l'instrument (extrémité du lobe frontal et du lobe olfactif, une partie du gyrus sigmoïde, du gyrus fornicatus, de l'uncus et du noyau amygdalien, une partie de la corne d'Ammon, du fimbria et du noyau lenticulaire).

Tout le reste de l'hémisphère droit était atrophié : il en était de même pour la moitié gauche du cervelet, des corps genouillés externe et interne, du tractus optique et du tubercule quadrijumeau droit.

A l'examen histologique on trouvait une atrophie de l'écorce cérébrale, sauf au niveau du lobe frontal.

Dans cette écorce atrophiée on notait une destruction totale des grandes cellules pyramidales ; les autres cellules étant réduites de nombre.

Il y avait une diminution du nombre des fibres d'association, une atrophie secondaire de l'écorce des circonvolutions épargnées, du corps strié, du noyau lenticulaire, de la couche optique, enfin une atrophie de l'hémisphère cérébelleux gauche.

Dans sa deuxième expérience, von Monakow pratiqua l'ablation de tout l'hémisphère cérébral droit, du corps strié et du noyau lenticulaire chez un chat nouveau-né.

On fit l'autopsie au bout de cinq semaines et on trouva :

Une résorption du corps calleux et une atrophie marquée à droite de la couche optique, du noyau rouge, du pédoncule, de la protubérance, du tubercule quadrijumeau antérieur, une légère atrophie de l'hémisphère cérébral gauche.

L'hémisphère cérébelleux gauche était plus petit que le droit ; il en était de même pour les pédoncules cérébelleux gauches.

Comme nous le voyons, von Monakow a pu reproduire expérimentalement l'atrophie croisée du cervelet.

Dans toutes les observations que nous avons mentionnées, les lésions cérébrales et cérébelleuses sont survenues dans la première enfance, ou même étaient congénitales.

Dans le premier cas nous voyons que les enfants ont été bien portants à la naissance, puis, à la suite d'une maladie aiguë, ou même sans aucun prodrome, ils furent atteints de convulsions, de crises épileptiformes, puis de paralysie d'un côté du corps.

Dans l'observation de Lannois et Paviot, les crises épileptiformes sont survenues à l'âge de 15 mois et consécutivement l'hémiplégie infantile.

Dans les communications de Fletcher Beach, de Marchand, les crises épileptiformes apparurent pour la première fois à l'âge de 2 ans; puis survient de l'hémiparésie du corps avec arrêt de développement intellectuel.

Dans le travail de Reitsema il s'agit d'un malade qui avait été frappé d'une maladie convulsive à l'âge de 3 ans et, comme conséquence de cette maladie, il fut paralysé d'un côté du corps. Turner, Mott et Tredgold, et Mlle Kotschetkova ne donnent pas l'âge précis du commencement de la maladie, ils disent simplement que la lésion est survenue à un âge très peu avancé ; mais, comme dans les autres observations, elle se traduisait par des attaques épileptiformes et une hémiplégie.

Il y a quelques observations où les crises d'épilepsie sont survenues plus tardivement : dans le cas de MM. Thomas et Cornélius à l'âge de 10 ans, dans le cas de von Monakow et Turner à 8 ans et dans une des observations de Lannois et Paviot à l'âge de 9 ans. Mais dans toutes ces observations nous trouvons aussi une paralysie plus ou moins prononcée d'une moitié du corps, et probablement, malgré l'éclosion un peu tardive des signes cliniques, la lésion cérébrale avait été aussi précoce que dans les autres cas et avait arrêté le cervelet dans son développement d'un côté. La similitude des modifications pathologiques du cervelet dans tous les cas est en faveur de cette opinion.

Pendant la vie rien ne permettait de reconnaître l'existence de l'atrophie cérébelleuse et elle n'a été qu'une trouvaille d'autopsie, même dans le cas où l'on constata une atrophie complète d'un hémisphère cérébelleux (cas Lallement).

Il en a été de même pour nos cas. Pas le moindre symptôme n'a permis de penser pendant la vie à l'existence d'une lésion cérébelleuse, mais il faut bien dire que chez tous ces malades les troubles paralytiques dus à l'hémiplégie ont pu empêcher de constater les phénomènes cérébelleux qu'ils auraient pu présenter.

OBSERVATIONS

Observation I.

Observation clinique. — Mlle G..., née en 1849, entre, au mois de juin 1908, à l'hospice de la Salpêtrière dans le service du professeur Dejerine.

Antécédents héréditaires nous sont inconnus.

Jusqu'à l'âge de 26 ans elle a été bien portante.

Elle n'a pas été mariée, pas d'enfants, ni de fausses couches.

A l'âge de 26 ans, elle eut une attaque d'apoplexie, resta dans le coma pendant 3 jours; à la sortie du coma, elle présentait une hémiplégie gauche complète.

A l'examen, on constata l'hémiplégie gauche s'accompagnant de contracture, le membre inférieur en extension, le membre supérieur en flexion, à la face l'asymétrie à peine visible. Pas de troubles du langage. Elle mourut à l'âge de 59 ans de broncho-pneumonie tuberculeuse.

Autopsie. — *A l'examen macroscopique* des pièces, on constate une grande lésion siégeant sur l'*hémisphère cérébral droit*.

Cette lésion détruit sur la face externe du cerveau toutes les circonvolutions limitant en haut la scissure de Sylvius. (Pl. I, fig. I.)

De haut en bas et d'arrière en avant, ce sont les circonvolutions suivantes : la deuxième pariétale, son insertion sur la pariétale ascendante dans son tiers inférieur, l'opercule rolandique la

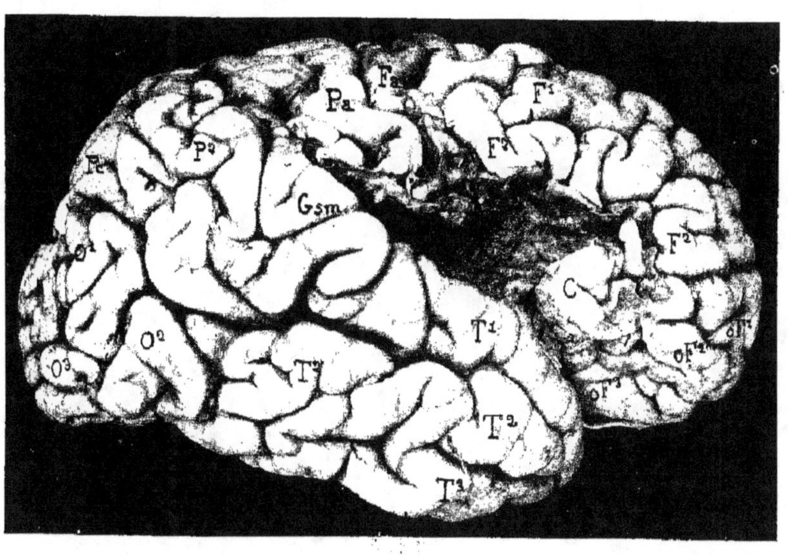

Fig. 1 (obs. I, cas G...). — Hémisphère cérébral droit, foyer de ramollissement ancien.

C, cap ; — Fa, circonvolution frontale ascendante ; — F1, première frontale ; — F2, deuxième frontale ; — F3, troisième frontale ; — oF1, oF2, oF3, portions orbitaires des première, deuxième et troisième frontales ; — Gsm, gyrus supramarginalis ; — O1, O2, O3, première, deuxième, troisième circonvolutions occipitales ; — Pa, circonvolution pariétale ascendante ; — Pc, pli courbe ; — P2, deuxième pariétale ; — T1, T2, T3, première, deuxième et troisième circonvolutions temporales.

G. STEINHEIL, Éditeur.

frontale ascendante dans ses deux tiers inférieurs, l'opercule frontal, la partie inférieure du pied de la troisième frontale, le cap sont tout à fait détruits ; la lésion en avant empiète légèrement sur la face inférieure du cerveau en détruisant la partie externe de la portion orbitaire de la troisième frontale. Pas de lésion dans les autres lobes, ils sont seulement moins bien développés et dans son ensemble l'hémisphère droit est plus petit que le gauche.

A l'examen macroscopique de la protubérance on constate une asymétrie très prononcée, à cause de la dégénérescence de la voie pyramidale ; l'aqueduc de Sylvius est légèrement déformé. L'hémisphère gauche du cervelet, croisé par rapport à la lésion cérébrale, est atrophié, l'atrophie porte sur tous ses lobes, surtout sur les supérieurs dont les lamelles sont plus étroites et plus tassées que celles du vermis et de l'hémisphère droit.

Examen microscopique. — L'hémisphère cérébral droit, après durcissement au Muller, a été coupé en série dans le sens sagittal et coloré par la méthode de Weigert-Pal et par le carmin. A l'examen des coupes sériées, on constate, en plus de la lésion superficielle de l'écorce, une destruction très grande de la substance blanche sous-corticale ; elle est complètement disparue dans les circonvolutions dont l'écorce est détruite et dans les circonvolutions au voisinage de la lésion, elle présente un aspect pathologique : raréfaction simple des fibres en certains points, traînées de fibres dégénérées en d'autres points, leur coloration par le Weigert est beaucoup moins intense : c'est seulement dans les circonvolutions temporales et occipitales que la substance blanche reprend son aspect normal. Il existe une destruction complète de l'écorce et de la substance blanche de l'insula antérieur, l'insula postérieur est conservé, mais a un aspect anormal. La lésion du centre ovale et de la couronne rayonnante correspond à la lésion de l'écorce cérébrale, il y a une destruction presque complète de la partie antérieure et externe, ces formations reprennent leur aspect normal dans le segment postérieur de l'hémisphère, là où se trouvent les fibres de projection des lobes sains. Le corps calleux, dont l'examen est facilité par l'orientation des coupes, est très atrophié il se présente sous forme d'une lame environ deux fois plus mince qu'à l'état normal. Cet amincissement se constate surtout dans sa partie moyenne, et sans que l'on observe de trace de dégénérescence, on peut affirmer que ses fibres sont réduites de nombre. Le trigone est également très atrophié.

Il y a une diminution considérable du volume de la commissure antérieure. Le noyau amygdalien, le corps godronné, la corne d'Ammon, la circonvolution de l'hippocampe, les lobules fusiforme et lingual présentent une atrophie considérable.

Il existe une lésion primitive des noyaux striés qui a détruit la partie externe de la tête du noyau caudé, le reste de cette formation étant simplement atrophié. elle atteint en outre le noyau lenticulaire au niveau surtout du putamen : si on examine ce noyau, on voit alors que dans les coupes externes le putamen et la partie supérieure du globus pallidus sont très malades, la lésion les détruit presque complètement, sauf la partie où le putamen se réunit avec le noyau caudé. Sur les coupes plus internes le noyau lenticulaire est presque intact, il est seulement très atrophié. A l'examen de la couche optique on ne trouve aucune lésion, mais seulement une atrophie considérable portant sur toutes ses formations : les fibres radiées qui appartiennent aux radiations thalamiques sont dégénérées par place ; les lames médullaires externes et internes qui sont formées surtout par ces fibres sont très atrophiées ; il en est de même pour la zone de Wernicke ; les dimensions des noyaux antérieur, externe et interne de la couche optique sont réduites presque de moitié ; il y a une légère atrophie du pulvinar.

Il existe une atrophie très nette des corps genouillés externe et interne et des tubercules quadrijumeaux antérieur et postérieur.

Nous retrouvons la même réduction de volume dans la région sous-thalamique, surtout prononcée pour le noyau rouge ; le corps de Luys, le locus niger sont également diminués ; la substance réticulée de la calotte qui comprend les radiations de la calotte. le ruban de Reil médian, est très raréfiée.

On constate *une dégénérescence* complète des fibres de projection dans les *segments antérieur et postérieur de la capsule interne*; son segment rétro-lenticulaire est intact; les fibres de la
capsule interne qui réunissent les noyaux gris-centraux, fibres
lenticulo-thalamiques par conséquent, persistent, mais elles sont
très atrophiées.

Le pédoncule cérébral est dégénéré dans les quatre cinquièmes
internes; sa partie externe correspondant au faisceau de Turck est
conservée, mais très réduite.

Examen microscopique. — Pour ce cas comme pour les sui-
vants, nous examinerons les modifications produites par la lésion
dans le bulbe, la protubérance et le cervelet en étudiant successivement les différents systèmes qui entrent dans la constitution de
ces trois organes; la méthode se basant sur l'examen de coupes de
plus en plus élevées, exposerait à des nombreuses répétitions, nous
l'abandonnerons donc. Cette étude a été faite sur des coupes colorées par la méthode Weigert-Pal et par le carmin.

La voie pyramidale est dégénérée presque complètement du
côté droit de la protubérance, on voit toutefois dans l'étage supérieur du pont quelques faisceaux non dégénérés situés dans la
partie externe et postérieure, mais ils disparaissent rapidement
s'épuisant dans la région protubérantielle supérieure.

La pyramide bulbaire droite est complètement dégénérée sans
être toutefois rétractée.

Les noyaux du pont du côté droit sont moins volumineux.
Cette atrophie est surtout nette pour les noyaux externes ; elle est
due à la réduction des fibres à myéline qui les constituent et à la
diminution du nombre et du volume des cellules.

Il est difficile de juger de la quantité de *fibres transverses du
pont*, à cause de la dégénérescence pyramidale et la déformation
consécutive du côté droit de la protubérance; elles semblent aussi
nombreuses des deux côtés; peut-être les fibres moyennes sont-
elles plus rares du côté gauche du pont. Sur les coupes
plus inférieures, intéressant le bulbe, nous trouvons une atrophie de l'olive inférieure droite. L'olive est plus petite dans

son ensemble, ses lames sont plus minces et moins festonnées.

La différence est plus appréciable dans sa partie inférieure : les cellules sont un peu moins nombreuses; aucune différence dans leur forme et leur volume ; sa capsule contient moins de fibres. Le noyau juxta-olivaire postérieur est également atrophié du côté droit.

La substance réticulée de la calotte est légèrement asymétrique, elle est moins bien développée du côté droit ; sauf le faisceau longitudinal postérieur qui est normal, toutes ses formations sont atrophiées.

Le faisceau central de la calotte droit dans tout son trajet, est plus petit que celui du côté opposé.

Les fibres qui abandonnent le raphé sont moins abondantes et moins volumineuses du côté droit.

Les noyaux centraux supérieur et inférieur sont moins riches en cellules du côté droit, cette différence est surtout visible pour le noyau supérieur. Il en est de même pour le noyau circonflexe.

Le ruban de Reil médian droit est moins volumineux dans la protubérance et dans le bulbe (formation réticulée blanche) ; après l'entre-croisement penniforme qui est asymétrique les fibres inter-réticulées sont naturellement moins abondantes du côté gauche. Les noyaux *de Goll et de Burdach* sont plus petits de ce même côté. Pas de différence appréciable entre les deux olives supérieures, le faisceau de Gowers et le faisceau en croissant.

Les noyaux des nerfs craniens ne présentent pas de différences des deux côtés.

Cervelet. — Les coupes sont asymétriques par suite de l'atrophie de l'hémisphère gauche. Cette atrophie existe pour tous les lobes, mais elle est surtout prononcée dans les lobes quadrilatères, davantage dans l'antérieur que dans le postérieur, elle est due en grande partie à la réduction de la substance blanche centrale et de ses prolongements dans les lames et lamelles. La substance blanche ne présente pas de traces de dégénérescence et se colore très bien par la méthode de Pal. (Pl. II, fig. 2 et 3.)

Les lames et les lamelles sont normalement constituées, aussi

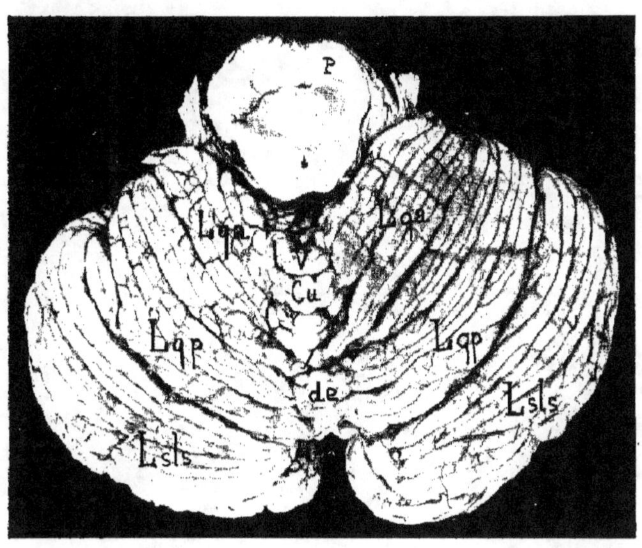

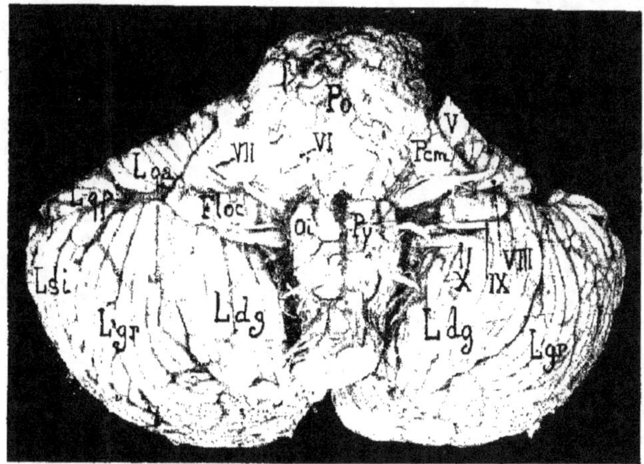

Fig. 2 et 3 (obs. I, cas G...). — Cervelet vu par ses faces postéro-supérieure et antéro-inférieure : atrophie de l'hémisphère cérébelleux gauche et de la voie pédonculaire droite.

Floc, flocculus ; — *Ldg*, lobule digastrique ; — *Lgr*, lobule grêle ; — *Lqa*, lobule quadrilatère antérieur ; — *Lqp*, lobule quadrilatère postérieur ; — *Lsi*, lobule semi-lunaire inférieur ; — *Lsls*, lobule semi-lunaire supérieur ; — *Oi*, olive bulbaire ; — P, voie pédonculaire ; — *Pcm*, pédoncule cérébelleux moyen ; — *Po*, protubérance ; — *Py*, pyramide ; — *Vcu*, vermis culmen ; — *Vdc*, vermis déclive ; — V, VI, VII, VIII, IX, X, nerfs craniens.

G. STEINHEIL, Éditeur.

nombreuses que du côté sain, mais elles sont réduites : cette réduction est très légère et seulement un examen minutieux permet de la déceler, elle porte sur les trois couches, moléculaire, granuleuse et médullaire, mais elle est plus prononcée pour la couche médullaire. L'atrophie ne s'observe pas dans toutes les lamelles pour un même lobe ; à côté de lamelles atrophiées, on voit des lamelles saines, comparables à celles du côté opposé.

Les arborisations des fibres à myéline dans la zone des cellules de Purkinje sont moins abondantes.

Les cellules de Purkinje sont réduites, surtout dans le lobe quadrilatère antérieur ; on voit dans les mêmes lamelles des endroits dépourvus de cellules, d'autres où les cellules sont très raréfiées ou simplement légèrement déformées ; d'autres enfin où les éléments cellulaires sont tout à fait normaux comme nombre, forme et volume. On note aussi une raréfaction très nette des cellules de Purkinje dans les lamelles de l'amygdale.

Dans les autres lobes, les altérations cellulaires sont beaucoup moins prononcées.

On ne trouve aucune modification dans les lames et les lamelles du vermis, aussi bien d'un côté que de l'autre, et de l'hémisphère du côté opposé.

Parmi les noyaux centraux de l'hémisphère cérébelleux gauche, deux sont restés normaux, ce sont le noyau du toit et le globulus ; l'embolus et le noyau dentelé sont diminués de volume. Cette diminution est surtout appréciable pour le noyau dentelé. Dans son ensemble il est plus petit que celui du côté opposé, son hile est moins large, les lames sont plus minces et présentent moins de circonvolutions ; le feutrage intra-ciliaire est plus réduit ; la capsule du noyau dentelé est bien colorée, mais ses fibres sont moins nombreuses. La différence entre les deux noyaux dentelés devient moins nette dans les coupes inférieures. Les cellules sont raréfiées, mais conservent leur forme et leur volume normaux.

Le pédoncule cérébelleux supérieur gauche est très nettement atrophié quand on le compare avec celui du côté opposé ; la méthode de Weigert-Pal toutefois colore aussi intensivement les deux côtés.

Cette atrophie se poursuit facilement sur tout son trajet, depuis le cervelet jusqu'au noyau rouge.

Le pédoncule cérébelleux moyen gauche est plus petit que le droit, sans présenter de traces de dégénérescence. Les fibres qui le constituent paraissent également tassées.

Le pédoncule cérébelleux inférieur est légèrement plus petit du côté gauche, surtout dans son extrémité inférieure.

Dans les coupes inférieures la différence est plus appréciable.

Comme conséquence de l'atrophie de l'olive bulbaire, on remarque une réduction des fibres arciformes internes (rétro-trijeminales et inter-trijeminales) qui réunissent l'olive bulbaire droite atrophiée avec le corps restiforme gauche qui est aussi atrophié. Il en est de même pour les fibres arciformes externes.

Il n'y a pas de différence entre les corps juxta-restiformes.

Observation II.

OBSERVATION CLINIQUE. — L'observation clinique de cette malade a été égarée et nous n'avons que peu de renseignements sur la malade : nous savons qu'elle a eu une hémiplégie droite avec aphasie pendant à peu près dix ans.

Elle est morte à l'hôpital à l'âge de 53 ans.

AUTOPSIE. — 1° *A l'examen macroscopique* des pièces on note une vaste lésion de la partie postéro-supérieure de *l'hémisphère cérébral droit* qui est complètement déformé, sa face externe est en partie détruite et on voit que la lésion a atteint surtout les circonvolutions des lobes pariétal et occipital et la région du pli courbe qui forment une masse rétractée recouverte par des méninges épaissies et où il est impossible de reconnaître les circonvolutions (Voir Pl. III, fig. 4).

On note de plus un petit foyer destructif siégeant à la partie antérieure de la deuxième circonvolution temporale au-dessous du sillon ; toutes les autres circonvolutions temporales sont conservées, mais dans son ensemble le lobe temporal est très atrophié et réduit à un moignon.

Le lobe frontal présente une intégrité apparente de toutes ses circonvolutions.

Sur la face interne, la destruction a porté sur le lobule paracencentral, le cuneus, le precuneus, le lobule lingual, les parties supérieure et postérieure de la circonvolution limbique, la circonvolution du crochet et la circonvolution de l'hippocampe dans presque toute son étendue (Voir Pl. III, fig. 5).

Comme sur la face externe le lobe frontal est conservé, de même, le lobule fusiforme et la partie du lobe limbique qui contourne le genou du corps calleux semblent intacts.

Sur la face interne, la lésion empiète plus profondément et détruit le corps calleux en haut et en arrière, il n'y a qu'une petite portion qui persiste en avant — c'est le genou du corps calleux.

A l'examen macroscopique du cervelet on peut noter déjà une atrophie très nette de l'*hémisphère cérébelleux* gauche, croisée par rapport à la lésion cérébrale.

Les lamelles de l'hémisphère gauche sont plus minces et plus tassées que celles du côté opposé.

La différence est surtout frappante entre les deux amygdales et les lobes quadrilatères antérieurs.

Les lamelles de l'amygdale gauche sont bien moins développées que celles du côté opposé.

On note en outre une asymétrie de la *protubérance* et du *bulbe* par suite de la dégénérescence pyramidale, il y a une atrophie complète de la pyramide bulbaire droite.

2° *L'examen microscopique du cerveau* permet de constater qu'à cette vaste lésion centrale sont associées les lésions sous-corticales plus grandes encore, nettement visibles sur une coupe horizontale. Il y a en effet une destruction de la substance blanche au niveau du centre ovale et de la couronne rayonnante, cette destruction est presque totale; de la couronne rayonnante il ne persiste en effet qu'une petite partie de sa région antérieure, correspondant à la 1re circonvolution frontale.

La commissure antérieure est très réduite de volume.

Il y a une destruction des circonvolutions de l'insula ; une disparition presque complète du noyau lenticulaire sauf une toute petite portion interne.

Le noyau caudé n'est pas détruit, mais très atrophié.

Il y a une dégénérescence du noyau amygdalien.

L'examen des coupes sériées de cet hémisphère nous montre l'atrophie ou la dégénérescence des autres formations cérébrales qui sont la conséquence de toutes ces lésions.

Il y a une disparition des capsules externe et extrême, de l'avant-mur ; une réduction globale de la *couche optique,* dans tous ses diamètres ; elle est bien colorée et, à la vue, elle donne l'impression d'être mieux conservée qu'elle ne l'est en réalité. Il existe une atrophie énorme du pulvinar, du corps genouillé externe, portant surtout sur sa portion périphérique.

Il en est de même pour la corne d'Ammon, le corps godronné.

La région sous-thalamique participe à l'atrophie de la couche optique : le noyau rouge est beaucoup plus petit que normalement ; sa capsule est bien colorée, mais très réduite. Il y a une atrophie considérable des tubercules quadrijumeaux.

Le corps genouillé interne est relativement conservé, grâce à ses rapports avec le lobe temporal.

La destruction de tous les systèmes de projection du cerveau a amené la dégénérescence de la *capsule interne,* surtout de son segment postérieur ; dans le segment antérieur persistent quelques fibres qui viennent du lobe frontal et qui occupent dans le pédoncule cérébral le faisceau interne.

Dans le *pédoncule cérébral* les trois cinquièmes moyennes sont dégénérés ; en dedans persistent quelques fibres du faisceau interne, en dehors le faisceau de Turck existe, mais est très réduit.

La voie pyramidale est dégénérée complètement du côté droit.

Cette dégénérescence détermine l'asymétrie de la protubérance et de la pyramide dans la région bulbaire.

L'examen des coupes de la protubérance colorées par le carmin

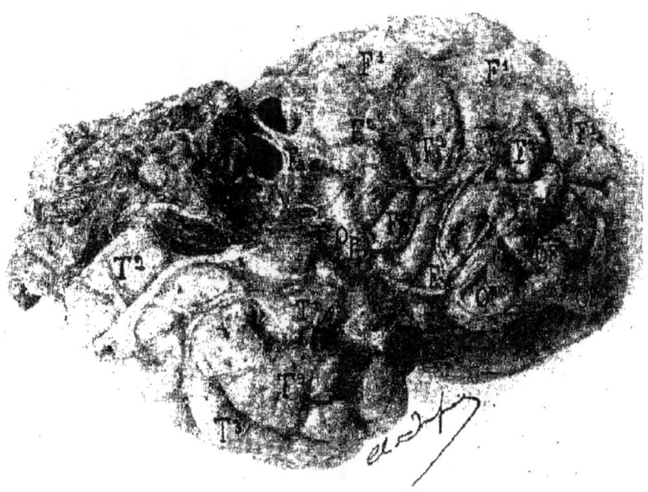

Fɪɢ. 4 (obs. II, cas B...). — Hémisphère cérébral droit, avec ramollissement ancien ayant détruit les lobes pariétal et occipital.

Fa, circonvolution frontale ascendante ; — F¹, F², F³, première, deuxième, troisième circonvolutions frontales ; — F³c, cap ; — oF¹, oF², oF³, portions orbitaires des première, deuxième et troisième frontales ; — OpF³, opercule ; — T¹, T², T³, première, deuxième et troisième circonvolutions temporales.

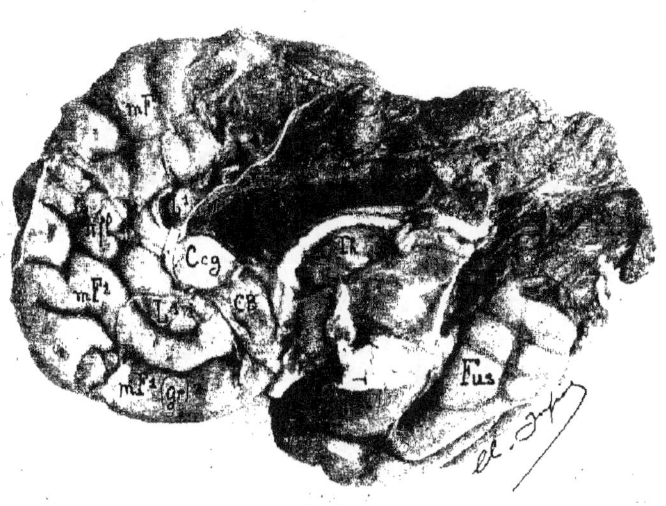

Fɪɢ. 5 (obs. II, cas B...). — Même hémisphère vu par sa face interne.

CB, carrefour olfactif de Broca ; — Ccg, genou du corps calleux ; — Fus, lobule fusiforme ; — L, circonvolution limbique ; — mF¹, circonvolution frontale interne ; — mF¹ (gr), gyrus rectus ; — π fl, pli fronto-limbique ; — Pt, pôle temporal ; — Th, thalamus ; — U, circonvolution du crochet.

G. STEINHEIL, Éditeur.

démontre que les *noyaux du pont* sont moins volumineux du côté droit, cette différence se retrouve pour tous les noyaux du pont de ce côté-ci, aussi bien dans la partie externe et interne que dans toute la hauteur de la protubérance.

Les cellules de ces noyaux sont moins nombreuses et dans certains endroits sont plus petites.

Les fibres transversales du pont qui forment le pédoncule cérébelleux moyen sont moins nombreuses du côté gauche ; du côté opposé les fibres sont rétractées, mais plus nombreuses.

Dans les coupes de la région bulbaire nous trouvons que l'*olive inférieure* droite est un peu plus petite. Ses lames sont plus minces et moins contournées : ses cellules sont un peu moins nombreuses ; les fibres du hile sont moins volumineuses et moins nombreuses que du côté opposé.

Il y a une très grande différence dans le volume des noyaux arciformes, celui du côté gauche, c'est-à-dire celui qui est situé du côté de l'olive bulbaire saine, a les cellules plus nombreuses et plus volumineuses que celles du côté opposé.

Pas de différences dans les noyaux juxta-olivaires.

On peut dire que toute la *substance réticulée* est prise du côté droit, sauf le faisceau longitudinal postérieur.

L'atrophie porte sur toutes ses formations et elle est plus marquée que dans le cas précédent.

Le faisceau central de la calotte est plus petit dans tout son trajet et la capsule qu'il forme autour de l'olive bulbaire contient moins de fibres et est bien moins colorée.

Les fibres qui abandonnent le raphé pour se rendre dans la substance réticulée de la calotte sont moins nombreuses à droite.

Le noyau central supérieur contient moins de cellules.

Les autres noyaux réticulés sont aussi plus petits et moins riches en cellules.

Le ruban de Reil médian est notablement plus petit dans son trajet protubérantiel et bulbaire, où il est connu sous le nom de formation réticulée blanche ; son entre-croisement est asymétrique et les fibres arciformes inter-réticulées sont moins nombreuses du

côté gauche et comme conséquence les noyaux des cordons postérieurs sont moins volumineux.

Nous ne voyons pas de différence pour le faisceau en croissant
et le faisceau de Gowers, si elle existe elle est à peine appréciable. Il
en est de même pour les fibres semi-circulaires internes et externes.

Pas de différence dans les noyaux des nerfs craniens.

Sur les coupes du *cervelet* on voit une différence dans l'épaisseur
de l'écorce de deux côtés, celle-ci est plus mince au niveau de l'hémisphère gauche ; cette différence porte sur tous les lobes de cet
hémisphère et elle est due à la légère atrophie de ses lames et
lamelles. L'aspect général de ces dernières est conservé.

Cette atrophie porte sur les trois couches de l'écorce : moléculaire, granuleuse, mais surtout médullaire. Les faisceaux de fibres
à myéline qui forment le centre des lames ou des lamelles sont
très réduits en longueur et en largeur, mais sont très bien colorés
par la méthode de Pal, leurs fibres sont normales et ne présentent
pas de traces de dégénérescence.

L'atrophie est surtout marquée pour l'amygdale, comme nous
l'avons déjà vu à l'examen macroscopique ; les lamelles sont très
minces, la substance médullaire intralamellaire est réduite en
faisceaux très grêles. (Voir Pl. IV, fig. 6).

Les cellules de Purkinje sont moins nombreuses : de place en
place on voit des cellules malades, déformées. Dans tous les autres
lobes la différence dans la quantité des cellules de Purkinje n'est
pas nette.

On note une réduction bien visible de la masse de la substance
blanche centrale de l'hémisphère gauche, mais pas de différence
dans la coloration entre les deux côtés ; ses fibres sont atrophiées
et non dégénérées.

Le *vermis* est normal.

Le noyau dentelé est plus petit dans son ensemble du côté de
l'hémisphère cérébelleux atrophié. Ses lames sont plus minces et
moins festonnées, les fibres du hile sont moins nombreuses, mais
bien colorées, il en est de même pour les fibres à myéline qui
entourent l'olive cérébelleuse. Ses cellules sont moins nombreuses,

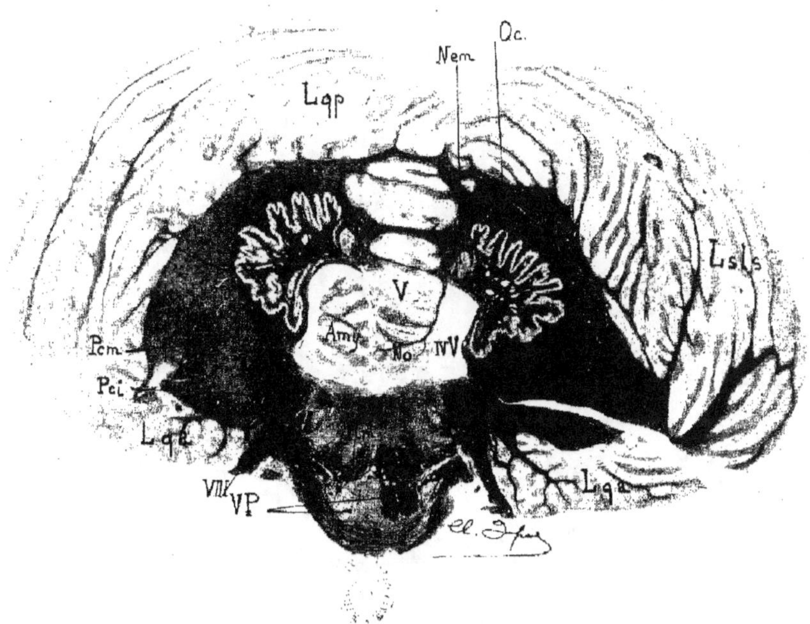

Fig. 6 (obs. II, cas B...). — Coupe du cervelet et de la protubérance passant par l'émergence des huitièmes nerfs craniens et montrant l'atrophie du noyau dentelé *Oc* et de l'embolus *Nem* gauches, l'asymétrie des amygdales *Amy*, la gauche n'étant pas intéressée par la coupe, l'atrophie de l'écorce et du pédoncule moyen *pcm* de l'hémisphère cérébelleux gauche, ainsi que celle du ruban de Reil RM du côté opposé ; elle met également en lumière la dégénérescence de la voie pédonculaire droite VP.

Lqa, lobule quadrilatère antérieur : — *Lqp*, lobule quadrilatère postérieur ; — *Lsls*, lobule semi-lunaire supérieur ; — *No*, nodule ; — *Pci*, pédoncule cérébelleux inférieur ; — V, vermis ; — IV V, quatrième ventricule.

mais présentent leur aspect ordinaire. Dans les coupes inférieures
la différence dans le volume des deux noyaux dentelés devient de,
iomns en moins nette, tandis que la différence dans la quantité des
cellules persiste toujours.

Pas d'atrophie du *noyau du toit*, ni de celui du globulus.

L'*embolus* est plus grand et mieux coloré du côté gauche, con-
trairement à ce qui a lieu pour le noyau dentelé et ce que nous
avons observé pour les autres cas.

Le *pédoncule cérébelleux supérieur gauche* dans tout son trajet
est plus petit du côté de l'hémisphère cérébelleux atrophié, c'est-
à-dire du côté gauche. La coloration est semblable des deux côtés.
L'entre-croisement des deux pédoncules est asymétrique, par
suite de la différence dans leur volume.

Il existe une atrophie du *pédoncule cérébelleux moyen* du même
côté, il est moins intensivement coloré.

Le *pédoncule cérébelleux inférieur* est un peu plus petit du
côté gauche que du côté droit; la différence est surtout marquée
pour les fibres périphériques.

Les *corps juxta-restiformes* sont semblables.

Les *fibres arciformes* internes qui unissent l'olive bulbaire
gauche avec le corps restiforme droit sont en plus grand nombre.

Les fibres arciformes superficielles, qui unissent également le
corps restiforme droit avec l'olive bulbaire du côté opposé, sont
plus nombreuses.

Observation III.

OBSERVATION CLINIQUE. — Mme L., âgée de 42 ans, est entrée
à la Salpêtrière en 1870, pour hémiplégie droite avec aphasie.

Antécédents héréditaires. — Son père est mort d'une affection
cérébrale. Sa mère est bien portante.

Antécédents personnels. — Elle a toujours été bien portante,
et n'a jamais fait aucune maladie.

Mariée, elle a eu deux enfants; pas de fausses couches; son mari est mort d'un accident il y a dix-huit ans. La malade ne présente pas de traces de syphilis antérieure.

A l'âge de 39 ans, elle a eu une attaque d'apoplexie accompagnée d'hémiplégie droite avec aphasie et elle est entrée à l'hôpital trois ans après.

Examen. — La marche est difficile, elle fauche en marchant. Contracture des membres du côté malade, surtout au membre supérieur : cette contracture s'oppose aux mouvements, mais peut être vaincue. Les réflexes tendineux sont exagérés.

Troubles de la sensibilité du côté malade : hyperesthésie et par place anesthésie pour les contact, douleur, chaleur; elle sent le froid partout, cette sensation est très douloureuse. Le sens musculaire est conservé.

La malade est aphasique ;l'étude de son aphasie est difficile, parce que la femme ne sait ni lire, ni écrire, en tout cas elle n'a pas de surdité verbale. L'intelligence et la mémoire paraissent être intactes. Son état général est parfait.

Elle est morte en 1907, à l'âge de 79 ans, quarante ans après le début de son hémiplégie.

AUTOPSIE. — *A l'examen macroscopique* des pièces on constate une vaste lésion siégeant sur l'hémisphère cérébral gauche (Voir Pl. V, fig. 7).

Cette lésion détruit sur la face externe de l'hémisphère toutes les circonvolutions qui limitent en bas et en haut la scissure de Sylvius, empiétant aussi dans les lobes voisins, dans le frontal et dans l'occipital. Ce sont les circonvolutions suivantes : en haut et en avant de la scissure de Sylvius, la 3e frontale est détruite presque complètement, il ne reste qu'une petite portion de cap de F_3 : la lésion se prolonge légèrement dans la 2e frontale, l'opercule frontal et le tiers inférieur de la frontale ascendante, les opercules rolandique et pariétal, la moitié inférieure de la pariétale ascendante, le lobe pariétal inférieur, le gyrus supra-marginalis et le pli courbe ; la 1re circonvolution temporale, qui limite en bas la scissure de Sylvius, est détruite. En arrière la lésion empiète légèrement dans le lobe occipital, où elle est moins profonde.

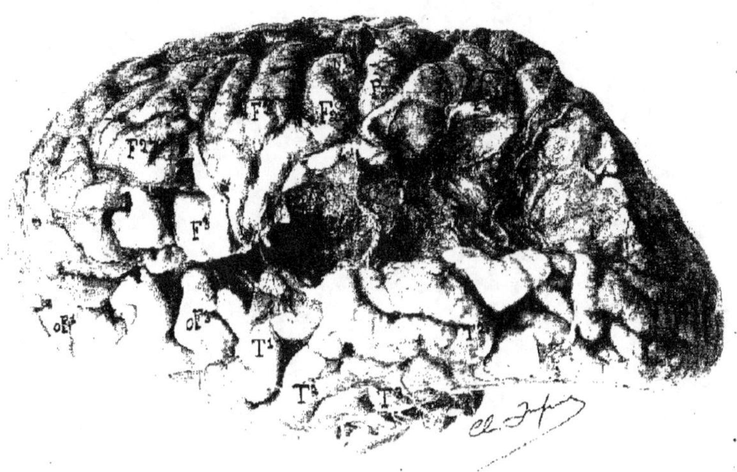

Fig. 7 (obs. III, cas L...). — Hémisphère cérébral gauche avec une vaste lésion
de ramollissement ancien.

Fa, circonvolution frontale ascendante ; — F², F³, deuxième, troisième circonvolutions frontales ; —
oF¹, oF³, portions orbitaires des première et troisième frontales ; — Pa, circonvolution pariétale
ascendante ; — P², deuxième circonvolution pariétale ; — T¹, T², T³, première, deuxième et troisième circonvolutions temporales.

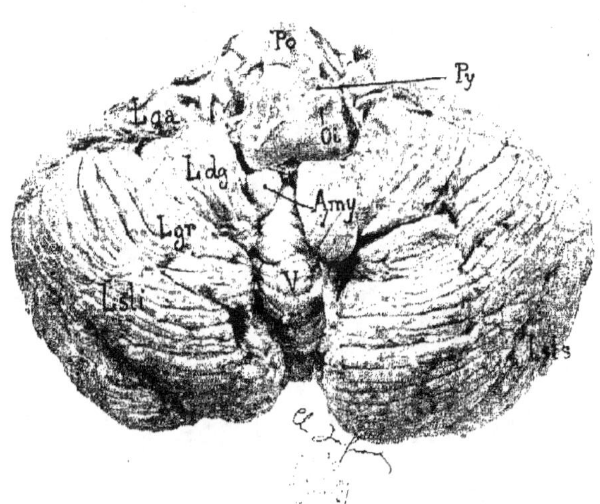

Fig. 8 (obs. III, cas L...). — Face inférieure du cervelet : cette photographie montre
l'atrophie globale de l'hémisphère droit et la diminution de volume des lamelles de ses
différents lobes.

Lqa, lobule quadrilatère antérieur ; — Ldg, lobule digastrique ; — Lgr, lobule grêle ; — Lsli, lobule
semi-lunaire inférieur ; — on voit avec la plus grande netteté l'asymétrie des amygdales Amy et de
la pyramidale bulbaire opposée Py ; — Oi, olive bulbaire ; — Po, protubérance ; — V, vermis ; —
Lsls, lobe semi-lunaire supérieur.

G. STEINHEIL, Éditeur.

La destruction des lobes superficiels permet de voir que les circonvolutions de l'insula sont également complètement détruites.

L'examen macroscopique du *cervelet* nous montre déjà une atrophie très nette de l'hémisphère cérébelleux droit, qui est due à la réduction de volume de ses lames et lamelles. La différence est surtout marquée pour les deux amygdales, celle de droite est beaucoup moins volumineuse (Voir Pl. V, fig. 7).

Comme dans les observations précédentes, la protubérance et le bulbe sont très asymétriques, par suite de la dégénérescence de la voie pyramidale.

A l'examen microscopique du segment moyen débité en coupes horizontales intéressant les circonvolutions temporales, l'insula, la couronne rayonnante, les ganglions centraux, on note une atrophie notable dans la partie inférieure des 1re et 2e circonvolutions temporales, des circonvolutions de l'hippocampe et l'uncinatus ;

Le noyau amygdalien, la corne d'Ammon et le corps godronné sont également atrophiés. Il y a une réduction très notable du faisceau uncinatus.

Sur les coupes plus élevées, on note une destruction de ce faisceau et de la circonvolution du crochet.

De la 2e circonvolution temporale ne persiste que l'écorce, la substance blanche est détruite : de même par places l'écorce de la 1re temporale et les circonvolutions de l'insula sont en partie conservées bien que ces formations soient détruites presque complètement.

L'avant-mur, les capsules extrême et externe sont très réduites par places, même détruites.

La partie inférieure des lobes pariétal et rolandique n'existe plus

Le faisceau longitudinal inférieur et les radiations thalamiques de Gratiolet sont très atrophiés et même dans cette dernière formation on voit par places les fibres dégénérées ; au niveau de leur terminaison dans le corps genouillé externe, ces fibres sont beaucoup moins abondantes que normalement.

Le faisceau de Turck est atrophié, mais ne présente pas de traces de dégénérescence.

Comme nous le voyons sur les coupes, *les noyaux centraux* ne sont pas indemnes : le noyau lenticulaire est atteint par la lésion primitive qui détruit presque complètement le putamen ; une partie du globus pallidus (NL$_2$) présente également un aspect anormal, de petites lacunes sont disséminées dans tout ce noyau. NL$_1$ est à peu près normal, quoique par places rempli aussi de lacunes. Le noyau caudé ne présente aucune lésion destructive, mais il est très atrophié.

Sur les coupes on voit que la couche optique est très réduite de volume dans tous ses diamètres ; cette réduction porte sur tous ses noyaux et sur le pulvinar. Les lames médullaires externe et interne, le champ de Wernicke sont pauvres en fibres et sont très réduits. La région sous-thalamique dans son ensemble est plus petite que normalement, mais elle est bien colorée ; il existe une atrophie très notable du noyau rouge.

Corps calleux. — On voit sur les coupes que le corps calleux est plus petit qu'à l'état normal ; l'atrophie est surtout nette pour sa partie antérieure, l'extrémité postérieure conserve presque son épaisseur normale.

Il se colore assez intensivement par le Weigert.

Le trigone paraît atrophié.

La commissure antérieure est plus petite que normalement.

Le segment postérieur de la *capsule interne* est complètement dégénéré ; son segment rétro-lenticulaire est simplement atrophié ; le segment antérieur et le genou de la capsule interne sont à peu près intacts, peut-être dans ce dernier les fibres sont-elles un peu raréfiées.

Le *pédoncule cérébral* est dégénéré dans ses trois cinquièmes moyens, correspondant à la voie pyramidale ; la partie tout interne formée par le faisceau interne est intacte, il en est de même pour la portion externe qui correspond au faisceau de Turck légèrement atrophié.

La voie pyramidale est complètement dégénérée à gauche d'où une diminution notable de cette moitié de la protubérance et de la saillie qui fait la pyramide bulbaire.

Il existe une atrophie de tous les *noyaux du pont* à gauche, du côté où les voies pyramidales sont malades ; les cellules et les fibres à myéline qui entrent dans la constitution de ces noyaux sont nettement raréfiées.

Les fibres transverses du pont sont un peu moins nombreuses à droite, la réduction porte surtout sur la couche moyenne.

L'*olive inférieure* gauche dans les coupes supérieures du bulbe ne présente pas une grande différence avec celle du côté opposé, mais plus on descend, plus la différence devient appréciable : ses lames sont plus grêles, les sillons des circonvolutions sont moins accusés, les cellules sont moins nombreuses et peut-être moins volumineuses.

Les feutrages intra-olivaires et inter-olivaires sont moins abondants et moins bien colorés de ce même côté.

La toison olivaire correspondante est réduite.

Les corps juxta-olivaires gauches sont également plus grêles et moins riches en cellules que ceux du côté opposé.

Le noyau arciforme gauche contient moins de cellules et dans son ensemble il est plus petit que celui du côté opposé.

La *substance réticulée de la calotte à gauche* est atrophiée. Comme dans les deux derniers cas, cette atrophie est très prononcée et porte sur toutes les formations, sauf le faisceau longitudinal postérieur.

Le *faisceau central de la calotte* est moins volumineux, la capsule qu'il forme autour de l'olive bulbaire est plus petite que celle du côté droit.

Les *fibres du raphé* sont plus minces et moins nombreuses, à gauche.

Les noyaux de la substance réticulée, les noyaux centraux et latéraux sont très réduits de volume.

Le *ruban de Reil médian* est atrophié dans tout son trajet; la formation blanche réticulée qui se trouve entre le raphé et l'olive bulbaire est plus étroite, l'entre-croisement penniforme est asymétrique ; les fibres arciformes inter-réticulées sont moins nombreuses du côté opposé et les noyaux de Goll et Burdach droits où aboutissent ces fibres sont moins volumineux.

Les faisceaux latéraux du bulbe et leurs noyaux sont semblables des deux côtés.

Il n'y a pas de différence entre les autres faisceaux : de Gowers, en croissant, cérébelleux descendant, ni entre les noyaux des nerfs craniens.

On a coupé l'*écorce du cervelet* des deux côtés dans plusieurs directions pour la commodité de l'étude, et sur toutes ces coupes colorées au Weigert-Pal, carmin, Pal, hématoxyline éosine, nous constatons une très grande différence dans l'épaisseur de l'écorce : du côté droit elle est atrophiée : les lamelles sont moins nombreuses, plus minces, les sillons qui les séparent sont béants par place. L'écorce est atrophiée dans ses trois couches que l'on peut toutefois distinguer aussi bien que du côté normal, la couche moléculaire est moins épaisse, la couche granuleuse est raréfiée, mais la différence est surtout nette pour la couche médullaire, les prolongements de la substance blanche dans les lames et lamelles sont beaucoup plus grêles du côté droit. Au carmin les coupes sont moins intensivement colorées que du côté opposé (Voir planche VI, fig. 9 et 10).

Les cellules de Purkinje sont moins nombreuses et leur disparition n'est pas également répartie sur toute l'écorce : certaines lamelles en sont complètement dépourvues par places, tandis qu'en d'autres endroits ces cellules persistent en assez grand nombre ; dans d'autres lamelles elles sont simplement raréfiées. Dans le plan des cellules de Purkinje, il n'existe que de très rares fibres à myéline.

Les modifications de l'écorce que nous avons décrites s'observent dans tous les lobes de l'hémisphère droit.

Sur les grandes coupes intéressant les deux hémisphères et le tronc nerveux interposé entre eux, on voit que la masse blanche centrale du cervelet est très réduite à droite, en conservant la même intensité de coloration.

L'écorce du vermis et de l'hémisphère gauche est normale.

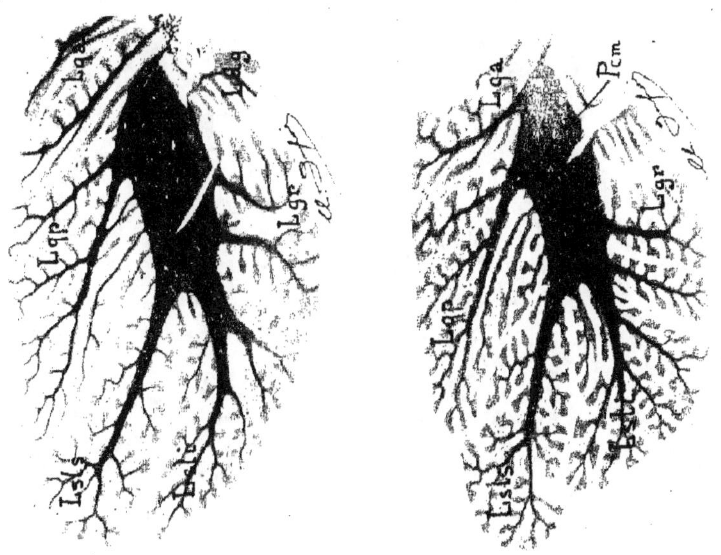

Fig. 9 et 10 (obs. III, cas L...). — Écorce des hémisphères cérébelleux gauche (normal)
et droit (atrophié).

Ldg, lobule digastrique ; — *Lgr*, lobule grêle ; — *Lqa*, lobule quadrilatère antérieur ; — *Lqp*, lobule
quadrilatère postérieur ; — *Lsli*, lobule semi-lunaire inférieur ; — *Lsls*, lobule semi-lunaire supérieur ; — *Pcm*, pédoncule cérébelleux moyen.

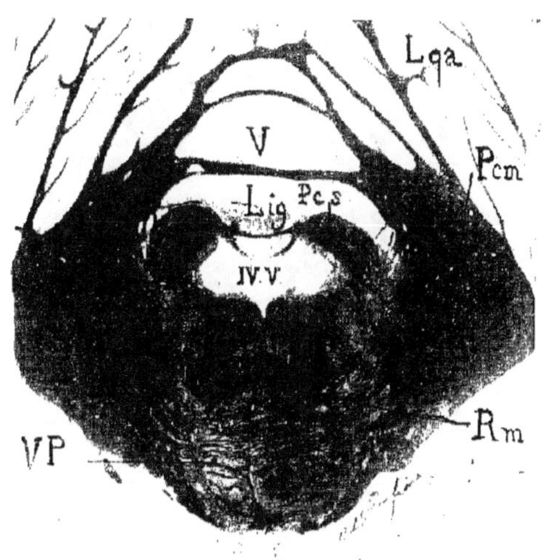

Fig. 11 (obs. III, cas L...). — Coupe de la protubérance passant à l'union du tiers supérieur et du tiers moyen montrant la dégénérescence de la voie pédonculaire VP,
l'atrophie de la substance réticulée de la calotte avec le ruban de Reil Rm du même
côté, ainsi que la réduction de volume du pédoncule cérébelleux moyen Pcm et du supérieur Pcs, du côté opposé.

Lig, lingula ; — *Lqa*, lobule quadrilatère antérieur ; — V, vermis ; — IV V, quatrième ventricule.

G. STEINHEIL, Éditeur.

Il y a une différence entre les deux *noyaux dentelés*, mais peu accentuée ; du côté droit, la substance centrale que circonscrivent les circonvolutions du noyau dentelé est moins bien développée ; le hile est moins ouvert ; sur les coupes inférieures on voit que les lames deviennent plus minces, les sillons entre les festons sont moins accusés ; la toison est plus grêle et moins bien colorée.

L'embolus et le globulus sont moins bien développés que du côté opposé.

Il n'y a pas de différence dans les noyaux du toit.

Le *pédoncule cérébelleux supérieur* droit est nettement atrophié dans tout son trajet, mais très bien coloré (Voir pl. VI, fig. 11).

Le *pédoncule cérébelleux moyen* correspondant est réduit par comparaison avec celui du côté opposé, mais nullement dégénéré.

Le *pédoncule cérébelleux inférieur* droit est légèrement plus petit que celui du côté opposé ; la différence est plus nette dans son trajet bulbaire, mais il n'existe pas de différence de coloration.

Les corps juxta-restiformes sont semblables des deux côtés.

Les fibres arciformes internes, qui réunissent l'olive inférieure gauche avec le corps restiforme droit, sont moins abondantes, il en est de mêmes pour les fibres arciformes externes.

Les fibres semi-circulaires externes et internes sont moins nombreuses à droite, cette différence est surtout visible dans leur entre-croisement au niveau du vermis.

Observation IV (1).

C..., ouvrière en dentelles, âgée de 81 ans, entre le 26 mai 1897 dans le service de M. Dejerine à la Salpêtrière.

D'une bonne santé antérieure, elle eut en 1893, par conséquent à 78 ans, pendant le repas, une faiblesse ; elle ne put ni marcher, ni parler. Au bout de trois mois elle fut de nouveau capable de se

---

(1) L'observation clinique de cette malade et l'examen anatomique de son cerveau ont été publiés *in extenso* dans le numéro de décembre 1911 de l'*Encéphale* par MM. Dejerine et Thomas.

lever et de marcher un peu. Depuis cette époque elle eut tous les deux mois une syncope avec perte de connaissance.

Pas de secousses convulsives.

A son entrée dans le service on constate une hémiplégie droite avec contracture.

Le membre supérieur est en flexion, tout mouvement volontaire est aboli dans le membre supérieur droit.

Le membre inférieur est en extension.

La malade peut soulever la jambe et la cuisse au-dessus du plan du lit ; mais elle ne peut exécuter aucun mouvement des orteils, ni du pied sur la jambe, ni de la jambe sur la cuisse.

Au niveau de la face, pas de déviation des traits. La malade ne peut ni souffler, ni siffler. Les réflexes tendineux sont exagérés. Les sensibilités générale et spéciales sont indemnes.

L'intelligence est conservée.

La mimique est très expressive.

La malade est aphasique. Comme *parole spontanée et répétée*, elle ne peut prononcer que « dire, dire ».

La lecture à haute voix est impossible.

La lecture mentale à priori paraît conservée mais la malade ne comprend pas parfaitement ce qu'elle lit.

Pas de traces de surdité verbale.

L'Écriture est fortement altérée.

La malade meurt subitement en 1905, à l'âge de 89 ans.

AUTOPSIE. — *Examen macroscopique du cerveau.* — Il n'existe aucune lésion corticale des hémisphères, pas plus sur la surface interne que sur la surface externe.

L'examen macroscopique du cervelet nous fournit les constatations suivantes : atrophie de l'hémisphère cérébelleux droit caractérisée dans ce cas non seulement par un amincissement des lamelles, mais encore par leur disparition ; cette atrophie porte sur tous les lobes de l'hémisphère.

Examen microscopique du cerveau. — L'examen des coupes sériées de l'hémisphère gauche montre deux lésions. L'une est antérieure au-dessous de la 3ᵉ circonvolution frontale et des circonvolutions rolandiques, dans leur moitié inférieure. L'autre siège dans la région sous-thalamique.

Lésion antérieure. — En bas et en avant, elle commence dans la substance blanche du lobe frontal, au-dessous du sillon marginal antérieur et envoie un petit prolongement en avant sur le pied d'insertion de la 3ᵉ circonvolution frontale. Elle est figurée par plusieurs petites lacunes que séparent des ponts de substance blanche presque complètement décolorée. La lésion sectionne en partie la couronne rayonnante du lobe frontal qui forme sa limite interne. Elle envoie un petit prolongement en arrière vers la substance blanche de la 1ʳᵉ circonvolution antérieure de l'insula.

Plus haut cette lésion n'est plus représentée que par une petite lacune située en dedans de la couronne rayonnante du lobe frontal, dans le territoire réservé aux fibres du lobe occipito-frontal.

Sur les mêmes coupes, on constate que l'extrémité inférieure ou portion libre de l'opercule rolandique et de l'opercule de la 3ᵉ circonvolution frontale est gravement endommagée; la face profonde ou interne de l'écorce est complètement détruite, il en est de même pour la plus grande partie de la substance blanche de ces circonvolutions. En remontant, les lésions operculaires augmentent aussi bien pour la 3ᵉ circonvolution que pour la frontale et la pariétale ascendantes. On constate, en outre, des petits foyers de destruction très limités dans les circonvolutions moyennes de l'insula et quelques petits foyers miliaires dans le noyau caudé et le noyau lenticulaire.

Au niveau du sillon marginal supérieur de l'insula, la substance blanche est presque complètement coupée au-dessous du pied de la 3ᵉ circonvolution frontale et de la frontale ascendante; la lésion envoie un prolongement dans la substance blanche de la pariétale ascendante. La substance blanche des circonvolutions est très atrophiée ; en outre, la lésion tend à pénétrer dans la profondeur et se rapproche de la couronne rayonnante.

Au-dessus du sillon marginal supérieur, la substance blanche est complètement détruite et la lésion s'arrête à la limite de la 2ᵉ circonvolution frontale. En arrière, elle ne dépasse pas la pariétale ascendante: dans la profondeur, elle atteint la couronne rayonnante dont elle sectionne la moitié antérieure à peu près au niveau de la fermeture du ventricule.

Cette lésion se poursuit aussi dans les plans plus élevés, en conservant les mêmes limites, au-dessous de la frontale et de la pariétale ascendantes, au-dessous de la 2e circonvolution frontale, puis disparaît complètement au niveau de la partie moyenne des circonvolutions rolandiques.

Lésion postérieure. — Elle a détruit complètement le noyau amygdalien, mais elle a respecté en dedans la circonvolution du crochet, en dehors la commissure antérieure et les fibres les plus antérieures du faisceau longitudinal inférieur, qui forment un petit faisceau compact.

Plus haut, elle envoie un prolongement assez important dans l'extrémité postérieure du 3e segment du noyau lenticulaire, qui empiète également sur l'extrémité correspondante des 1er et 2e segments. En arrière et en bas, elle envoie un petit prolongement qui sectionne sur une certaine hauteur le faisceau longitudinal inférieur et les radiations thalamiques, mais respecte en dehors les fibres les plus externes de la couche sagittale externe, si ce n'est tout à fait en avant au-dessous de la 1re circonvolution temporale et de la temporale profonde où toute cette couche est interrompue. Nulle part cette lésion ne s'étend sur la substance blanche du lobe temporal et des circonvolutions temporales. Elle respecte complètement le corps genouillé externe et l'extrémité inférieure du pulvinar. Il existe un petit foyer lacunaire dans la couche optique.

Dégénérations secondaires. Faisceau arqué. — Il a été nécessairement coupé par la lésion, mais cette interruption n'a pas eu un grand retentissement ni sur les circonvolutions pariétales du gyrus supra-marginalis et de la 1re temporale, ni sur le lobe frontal.

La couronne rayonnante du lobe frontal est par endroits plus pâle et paraît dégénérée.

La dégénération des radiations thalamiques et du faisceau longitudinal inférieur peut être suivie, sur toute la longueur du lobe temporal, jusqu'au niveau du lobe occipital où on la retrouve dans la substance blanche au-dessous de la scissure calcarine, elle peut l'être également dans la substance blanche qui limite le bord interne de la corne occipitale du ventricule latéral.

Voie pédonculaire. — La lésion de l'écorce des circonvolutions motrices et de la couronne rayonnante a eu par conséquence une dégénération du segment postérieur de la capsule interne, surtout marquée dans sa moitié antérieure.

La région la plus postérieure est intacte.

Le genou conserve encore un grand nombre de fibres dans la région thalamique inférieure et la région sous-thalamique.

Le faisceau de Turck est intact; aussi dans le pédoncule cérébral la dégénération porte-t-elle sur les 2e et 3e cinquièmes internes. Le cinquième interne, quoique plus faiblement coloré, contient encore beaucoup de fibres.

Les voies pyramidales sont complètement dégénérées du côté gauche; la protubérance de ce côté-ci est comme rétractée; la pyramide bulbaire gauche est moins saillante et les fibres qui la constituent sont totalement disparues. L'entre-croisement des voies pyramidales est asymétrique.

Les noyaux du pont sont plus petits du côté gauche du pont, du côté où se trouve la lésion de la voie pyramidale.

La réduction de ces noyaux est due à la diminution du nombre des cellules et de leur volume, et à la disparition partielle des fibres à myéline, qui entrent en constitution de ces noyaux.

La réduction de volume de ces noyaux pontiques est moins grande que dans le cas précédent.

Dans ce cas comme dans tous les autres, il est difficile de se rendre compte d'une différence dans le nombre des fibres transversales du pont.

Il nous semble que dans les coupes supérieures de la protubérance les fibres sont moins nombreuses du côté droit du pont, et cette différence est surtout marquée pour la couche moyenne; dans les coupes inférieures cette asymétrie cesse.

Les olives inférieures sont égales des deux côtés dans la partie supérieure du bulbe. Dans la partie inférieure, l'olive gauche semble réduite de volume, la droite apparaissant plus festonnée, avec des lames plus épaisses, des cellules plus nombreuses et une capsule plus épaisse et mieux colorée.

La différence est très nette dans le volume de *la substance réticulée de la calotte* des deux côtés, du côté gauche elle est moins bien développée ; toutes ses formations, sauf le faisceau longitudinal postérieur, sont plus petites que celles du côté opposé (Voir Pl. VII, fig. 12).

Cette atrophie cependant est moins prononcée que dans le cas précédent, elle porte sur :

1° *Le faisceau central de la calotte* qui est plus petit du côté gauche dans tout son trajet, depuis son origine jusqu'à sa terminaison dans l'olive bulbaire ;

2° *Les noyaux centraux supérieur et inférieur, le noyau circonflexe et ceux de la substance réticulée* sont plus petits et contiennent moins de cellules.

3° *Le ruban de Reil médian.* — La différence entre les deux rubans est très nette dans leur trajet protubérantiel et bulbaire.

L'entre-croisement penniforme est asymétrique.

Les fibres arciformes inter-réticulées sont moins nombreuses à droite.

Les noyaux de Goll et de Burdach qui se trouvent sur le trajet de ces fibres sont un peu réduits de volume du même côté.

On ne trouve pas une différence appréciable dans les faisceaux latéraux du bulbe ; le noyau latéral du bulbe est un peu plus petit à gauche et ses cellules sont moins abondantes.

Les faisceaux de Gowers et en croissant, l'olive supérieure ne présentent aucune différence des deux côtés, il en est de même pour les noyaux des nerfs craniens.

L'examen microscopique du *cervelet* montre la réduction très notable de la masse de la substance blanche de l'hémisphère droit et de ses prolongements dans les lobes, lames et lamelles. Pas de trace de dégénérescence dans ses fibres qui prennent une coloration intense par le Weigert-Pal. Les lames et lamelles sont réduites de volume ; par place, certaines lamelles ont disparu et à ce niveau des sillons semblent plus larges.

L'atrophie des lames et lamelles porte sur les trois couches : moléculaire, granuleuse et médullaire surtout, en respectant leur constitution normale.

Mais, comme dans les autres cas, les lamelles ne sont pas atrophiées dans leur ensemble, mais seulement en certaines parties, l'atrophie est irrégulièrement distribuée dans tous les lobes, sans avoir aucune prédilection pour un lobe quelconque.

Sur les coupes colorées au carmin on voit que dans les lamelles atrophiées la couche moléculaire est moins épaisse ; la couche granuleuse moins compacte, les grains semblent raréfiés et les arborisations des fibres à myéline y sont moins abondantes.

Entre les couches moléculaire et granuleuse dans la région des cellules de Purkinje, les fibres à myéline sont moins nombreuses dans certaines lamelles, les cellules de Purkinje sont plus clairsemées et distribuées irrégulièrement ; on voit de grands espaces dépourvus de cellules à côté d'endroits où les cellules sont au contraire en nombre normal ; dans d'autres lamelles il n'y a que de la raréfaction des éléments cellulaires, certaines cellules sont irrégulières et plus petites que normalement.

Tous ces phénomènes ne s'observent que dans l'écorce de l'hémisphère droit, celle du vermis et de l'hémisphère gauche paraît être tout à fait normale.

Les noyaux du toit sont semblables des deux côtés.

Le globulus et l'embolus sont un peu réduits de volume du côté droit ; mais la différence est surtout nette pour les *noyaux dentelés* ; du côté droit, il est beaucoup moins volumineux dans son ensemble, ses lames sont très minces, par comparaison avec celles du noyau du côté opposé, moins onduleuses, les sillons moins accusés (Voir Pl. VII, fig. 13).

L'ouverture du hile est moins grande ; la toison est moins dense.

Les cellules plus petites et moins nombreuses, certaines d'entre elles sont un peu irrégulières.

Le pédoncule cérébelleux supérieur droit est atrophié, mais la différence avec celui du côté opposé ne porte que sur le volume et elle persiste dans tout son trajet ; la coloration par la méthode de Weigert est d'intensité égale pour les deux pédoncules cérébelleux supérieurs (Voir Pl. VII, fig. 12) (1).

Le pédoncule cérébelleux moyen droit est sensiblement plus petit, mais ne présente pas de traces de dégénérescence.

A l'examen des coupes sériées on ne trouve pas de différence appréciable entre les *pédoncules cérébelleux inférieurs* dans tout leur trajet.

Même chose pour les corps juxta-restiformes.

Comme conséquence de la différence entre les deux olives, il y a aussi une différence entre les fibres arciformes internes et externes, celles qui partent de l'olive gauche pour gagner le corps restiforme droit sont moins nombreuses que celles du côté [opposé.

Le noyau arciforme gauche est beaucoup plus grêle ; ses cellules moins nombreuses que celles du côté droit. Les corps juxta-olivaires sont également moins volumineux du côté gauche.

Si nous comparons ces 4 observations entre elles, nous voyons que dans toutes existe une lésion cérébrale détruisant plus ou moins profondément : dans les trois premiers cas, l'écorce cérébrale, dans le quatrième ayant respecté l'écorce, mais ayant atteint la région sous-corticale. Parmi les circonvolutions lésées, les pariétales sont celles qui sont les plus constamment touchées. Les lobes de l'hémisphère atteint qui ne sont pas détruits sont toutefois atrophiés. La lésion cérébrale retentit toujours sur les noyaux gris centraux et détermine leur atrophie, en particulier celle de la couche optique, dont la réduction est très considérable et globale.

(1) **Erratum.** — Sur la planche VII, fig. 12, au lieu de : « ... dégénérescence de la voie pédonculaire droite..., *lire :* « ... dégénérescence de la voie pédonculaire gauche. » Et au lieu de : « ... postérieur *Lqp* du côté gauche. », *lire:* « postérieur *Lqp* du côté droit.». — Même planche, fig. 13, au lieu de : « ... noyaux dentelés *Oc*, dont le gauche... », *lire :* « ... noyaux dentelés *Oc*, dont le droit.. »

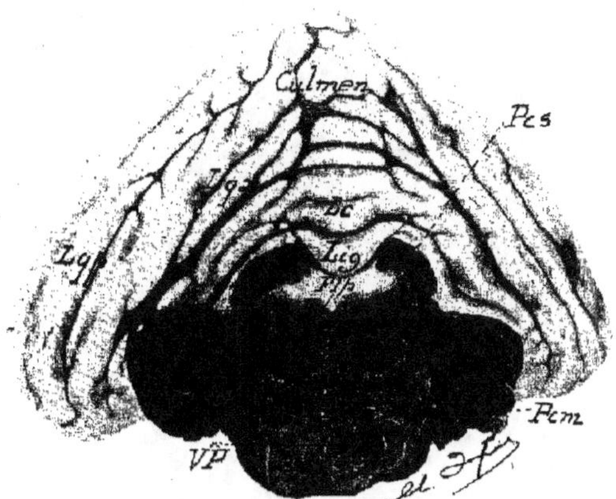

FIG. 12 (obs. IV, cas G...). — Coupe passant par la partie supérieure de la protubérance, montrant la dégénérescence de la voie pédonculaire droite Vp et l'atrophie du pédoncule cérébelleux moyen Pcm, du pédoncule cérébelleux supérieur Pcs et de l'écorce cérébelleuse au niveau des lobules quadrilatères antérieur Lqa et postérieur Lqp du côté gauche.

> Flp, faisceau longitudinal supérieur ; — Lc, lobule cunéiforme · · Lig, lingula.

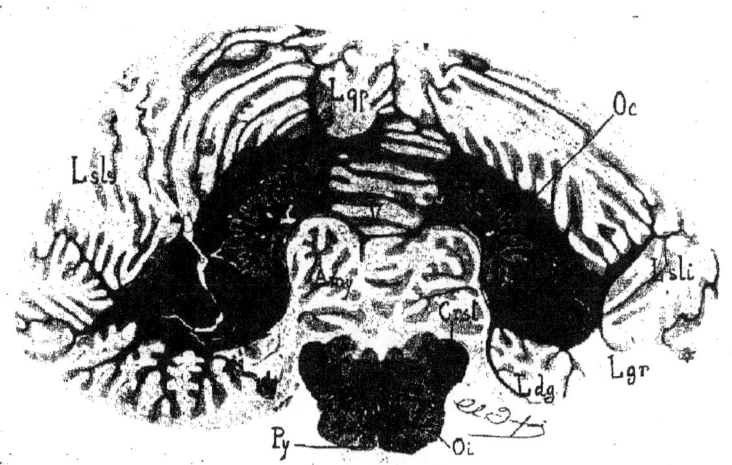

FIG. 13 (obs. IV, cas Col...). — Coupe du cervelet passant par la partie moyenne des noyaux dentelés Oc dont le gauche est atrophié et atteignant le bulbe au niveau de la partie moyenne de l'olive Oi. On voit très nettement l'atrophie du pédoncule cérébelleux moyen et de l'écorce au niveau du lobule digastrique Ldg.

> Lobule grêle, Lgr ; — Lobules semi-lunaires inférieur, Lsli, et supérieur, Lsls ; — Amy, amygdale ; Crsl, corps restiforme ; — Py, pyramide ; — Lqp, lobule quadrilatère postérieur ; — V, vermis.

G. STEINHEIL, Éditeur.

Il existe aussi une atrophie de la région sous-thalamique
et nous voyons une diminution de volume du noyau rouge
et des autres formations de la calotte.

Comme conséquence de la réduction de la couche optique et du noyau rouge nous constatons l'atrophie rétrograde du pédoncule cérébelleux supérieur du côté opposé
à la lésion cérébrale; cette atrophie est très marquée dans
tous les cas; à son tour elle amène une réduction du
volume du noyau dentelé et de l'embolus, dont les cellules sont moins nombreuses. D'autre part nous voyons
la dégénérescence de la capsule interne consécutive à la
lésion cérébrale, cette dégénérescence intéresse son segment postérieur. Les fibres lésées occupent dans le pédoncule cérébral, les trois cinquièmes moyennes du pied et la
voie pédonculaire dans la protubérance est complètement
dégénérée. Cette lésion retentit sur les noyaux du pont,
dont les fibres à myéline ont disparu et les cellules sont
raréfiées; le pédoncule cérébelleux moyen qui est formé par
les cylindres-axes de ces cellules pontiques est également
atrophié du côté opposé, il en résulte une réduction de la
substance blanche médullaire de l'hémisphère cérébelleux opposé à la lésion cérébrale; un état grêle de ses
prolongements dans les lames et lamelles détermine
l'amincissement de l'écorce dans tous les lobes, mais surtout dans le lobe quadrilatère antérieur. L'atrophie des
autres couches de l'écorce existe par place, mais n'est pas
très prononcée. Quant aux cellules de Purkinje, elles sont
très raréfiées dans nos deux dernières observations, dans
la première cette raréfaction n'existe que dans le lobe
quadrilatère antérieur, et dans le deuxième de nos cas
elle est douteuse.

La réduction de la couche optique et de la région sous-thalamique détermine l'atrophie directe de la substance réticulée de la calotte et de ses formations, comme le ruban de Reil médian, le faisceau central de la calotte, et plus bas l'olive inférieure et sa capsule. L'atrophie de l'olive inférieure retentit à peine sur le pédoncule cérébelleux inférieur du côté opposé, donc la diminution est à peine visible.

Dans aucune de nos observations nous n'avons constaté de lésions corticales du vermis ni de l'hémisphère cérébelleux du côté opposé. Le globulus et le noyau du toit qui appartiennent au vermis ont été respectés.

L'atrophie croisée du cervelet ne survient que dans les grosses lésions cérébrales. Elle paraît d'autant plus grande que la lésion cérébrale est plus considérable, la durée de la maladie plus longue, l'âge du début moins avancé. Cette atrophie dépend aussi du siège de la lésion. Dans toutes nos observations l'intensité de l'atrophie est à peu près la même malgré la différence de l'âge des malades, la durée de la maladie et l'importance de la lésion, parce que toutes ces conditions ne sont pas réunies dans la même observation.

La malade du premier cas est plus jeune, sa maladie a duré 33 ans, mais la lésion cérébrale est moins vaste que dans les autres observations; tandis que dans le deuxième cas la lésion cérébrale est énorme, mais la maladie est survenue à un âge plus avancé et n'a duré qu'une dizaine d'années; dans la troisième observation quoique la lésion cérébrale fût moins volumineuse que dans la deuxième, elle était plus vaste que dans la première, la maladie dura 40 ans et c'est dans ce cas que nous avons trouvé avec le plus de netteté la raréfaction des cellules de Purkinje.

Dans la dernière observation, la maladie était survenue très tardivement, à l'âge de 75 ans, n'avait duré que 15 ans, mais la lésion était très considérable en profondeur et en surface, et c'est pourquoi nous trouvons le phénomène de raréfaction des cellules de Purkinje plus accentué que dans les premières observations, mais cependant moins marqué que dans le 3° cas. La topographie de la lésion qui joue un rôle dans l'atrophie croisée du cervelet, était à peu près la même pour tous les cas et la lésion occupait la région fronto-pariétale, empiétant légèrement dans les régions temporale et occipitale; *la lésion du lobe pariétal est constant* dans toutes les observations, et c'est surtout elle qui détermine l'atrophie du cervelet.

Il nous reste maintenant à comparer cette atrophie de l'adulte avec celle de l'enfance. On peut dire qu'il n'existe pas de différence très appréciable dans l'atrophie des différents âges; nous trouvons dans les deux cas, presque les mêmes lésions des pédoncules cérébelleux supérieurs et moyennes, et des noyaux dentelés, peut-être toutefois leur atrophie est-elle un peu plus prononcée dans l'enfance. La différence porte seulement sur le nombre des cellules de Purkinje, leur raréfaction est très marquée dans l'enfance, tandis qu'elle existe à peine chez les adultes.

Comme nous le voyons, les lésions cérébrales de l'adulte sont susceptibles de retentir sur le cervelet, en produisant à peu près les mêmes modifications que les lésions cérébrales de l'enfance.

MÉCANISME DE L'ATROPHIE CROISÉE DU CERVELET

Nous arrivons enfin à nous poser cette question : comment, par quelle voie et quel mécanisme l'atrophie croisée du cervelet se produit-elle chez l'adulte ? Mais avant d'aborder ce sujet, nous allons passer en revue les opinions exprimées par les différents auteurs au sujet de l'atrophie croisée du cervelet chez l'enfant, et nous chercherons s'il y a une certaine analogie entre les mécanismes de ces deux atrophies. Presque tous les auteurs anciens négligent complètement l'atrophie du cervelet consécutive à une lésion cérébrale. Turner, un des premiers, dans sa thèse, reconnaît des rapports intimes entre le cerveau et le cervelet par l'intermédiaire des fibres cérébro-cérébelleuses directes et admet que le cervelet s'atrophie consécutivement à la lésion cérébrale et que cette atrophie se produit du côté opposé à la lésion cérébrale ; il pense que l'atrophie du cervelet n'est pas primitive par suite d'une lésion propre de l'écorce cérébelleuse, mais qu'au contraire elle est le résultat de l'altération cérébrale, qu'elle en est une dépendance, un effet. Le cerveau et le cervelet étant en relation anatomique par des faisceaux directs il s'ensuit que le cerveau tient sous sa dépendance la nutrition du cervelet et, à la suite du trouble de cette nutrition, ce dernier s'atrophie.

Vulpian s'élève contre l'existence de fibres cérébro
cérébelleuses directes, et il n'admet pas qu'un centre nerveux ait sa nutrition soumise à celle d'un autre centre
nerveux par l'intermédiaire de fibres et faisceaux nerveux.

Il propose une autre hypothèse explicative, qui consiste à regarder l'atrophie comme le résultat d'une lésion
frappant d'ensemble sur toute la moitié du système nerveux, il entend sous la moitié anatomo-physiologique : l'hémisphère gauche du cerveau, lobe droit du cervelet et
moitié droite de la moelle et vice-versa. Il pense que
peut-être c'est une affection congénitale. L'opinion de
Vulpian n'est qu'une hypothèse, et il est prêt de l'aban-
donner si on démontre son insuffisance ou inexactitude.
Cotard constate que dans nombre de cas qu'il a rapportés,
il y avait lieu de se demander s'il n'y avait pas un rapport entre l'atrophie de la moelle et celle du cervelet :
« Nous conclurons donc qu'en général, lorsqu'on trouve
le cervelet atrophié, on doit s'attendre à trouver une atro
phie de la moelle. Peut-être l'atrophie du cervelet est en
rapport avec celle de la moelle. » Il émit cette opinion
malgré que, dans certaines de ses observations, le cervelet étant atrophié, la moelle a paru saine, il l'explique par ce fait que probablement une altération légère
existait dans la moelle. Un peu plus loin dans son travail
il joint à son hypothèse de l'influence médullaire une
nouvelle notion, celle de l'atrophie par inactivité fonctionnelle : « Il existe certainement une synergie, une
activité associées de différentes parties des centres nerveux ; que la destruction de certains organes nerveux
doit entraîner l'inactivité de quelques autres et peut-
être quelques atrophies secondaires sont seulement dues

à cette perte de l'activité fonctionnelle normale qui entraîne la perte de l'activité nutritive. » Si le lobe gauche du cervelet est en rapport avec la coordination des mouvements du côté gauche du corps, une lésion de l'hémisphère droit du cerveau frappant de paralysie les membres gauches, priverait également de ses fonctions le lobe gauche du cervelet et l'on ne devrait pas s'étonner de trouver dans cet organe des lésions atrophiques analogues à celles des autres organes privés de leurs fonctions (muscles, os, etc., membres paralysés).

La paralysie des membres gauches ne pourrait priver de ses fonctions le lobe gauche du cervelet que par l'intermédiaire de la moelle, il s'ensuit que c'est bien la moelle qui commanderait l'atrophie cérébelleuse.

Von Monakow et son élève Lydia Kotschetkova tendent à expliquer l'atrophie croisée du cervelet par la coïncidence des lésions. Si on trouve l'atrophie de l'hémisphère cérébral d'un côté et de l'hémisphère cérébelleux du côté opposé, cela provient de ce que deux processus primitifs ont frappé simultanément ces deux portions croisées du système nerveux central.

Dans une de ses observations von Monakow constate une perte de substance porencéphalique ancienne dans un lobe de l'hémisphère cérébral droit et une perte analogue dans l'hémisphère cérébelleux gauche, il considère ici les lésions cérébelleuses comme primitives, au même titre que les lésions cérébrales. Il y a coïncidence et non subordination de lésions. L'auteur émet une hypothèse que peut-être l'application de forceps a déterminé cette lésion analogue dans les hémisphères croisés.

Dans le travail de Kotschetkova nous trouvons une hésitation à attribuer toutes les lésions cérébelleuses constatées à une altération secondaire parce qus cet auteur ne trouve l'interruption en masse des fibres ni danslasubstance blanche du cervelet, ni dans les pédoncules cérébelleux, et que les altérations constatées dans le cervelet sont trop intenses « pour pouvoir être interprétées uniquement comme retentissement secondaire du processus patholo- gique primitif dans l'hémisphère cérébral du côté opposé ».

Et comme l'atrophie secondaire ou la dégénérescence ne peuvent tout expliquer ici, l'auteur recourt à une autre hypothèse à savoir : que dans la microgyrie de ‖l'hémi- sphère cérébelleux il s'agit ou bien « d'un processus obscur *sui generis* » ou bien « de pures anomalies de dévelop- pement ».

Enfin nous arrivons à la dernière opinion, exposée d'abord par MM. Thomas et Cornélius dans leur commu- nication à la *Société Neurologique* et développée plus tard par Cornélius dans sa thèse : pour eux le point de départ des processus cérébelleux est à chercher dans les lésions cérébrales, survenues *in utero* ou dans la première en- fance.

Ce n'est pas une opinion tout à fait originale, certains auteurs ont travaillé beaucoup sur cette question de l'atro- phie secondaire. On peut la rapprocher de celle de Luys que nous avons déjà vue. Il émit l'idée que « certains dépôts de substance grise ont la propriété d'être comman- dés dans leur nutrition par d'autres dépôts ou centres. Il vit déjà en 1865 que des relations existent entre cer- taines régions de l'écorce cérébrale et les noyaux de la couche optique ; il basa son opinion sur les données anatomo-pathologiques et comparées. Il fut vraiment un initiateur dans cette question des atrophies secondaires des centres gris.

Plusieurs années après Luys, van Gudden, Mayser ont travaillé beaucoup sur cette question en expérimentant sur des animaux nouveau-nés, c'est-à-dire à un âge où les organes ne sont pas encore indépendants au point de vue fonctionnel et peu résistants contre les obstacles s'opposant à leurs fonctions et à leur nutrition. Mayser dit : « Il semble qu'en enlevant un membre d'une chaîne anatomique constituant une unité physiologique fermée dans le tout jeune âge, on rende impossible l'activité physiologique, que tout développement morphologique s'arrête immédiatement et que même les dispositions déjà existantes régressent et disparaissent sans laisser de traces. »

Puis viennent les travaux expérimentaux de von Monakow et de Ganser, consacrés aussi au sujet des atrophies secondaires des centres gris.

Von Monakow extirpa une zone corticale cérébrale chez un lapin nouveau-né et, quelques mois plus tard, il constata une atrophie de l'hémisphère opéré et le retentissement de cette atrophie sur le thalamus (dans son noyau externe), une partie de la capsule interne, le corps genouillé externe et la partie externe du pédoncule.

Dans une deuxième expérience, von Monakow extirpa à un lapin nouveau-né une autre région corticale très voisine de la première, et il obtint le même résultat que dans l'expérience précédente.

Donc « l'extirpation d'une région corticale circonscrite entraîne l'atrophie de certains noyaux infra-corticaux ».

Von Monakow a complété ses expériences et toujours il a observé le retentissement des lésions corticales variées sur les noyaux infra-corticaux, et il a tiré la conclusion que l'extirpation de la région motrice ou sensitive entraîne de pareilles atrophies ; d'abord ce sont les noyaux correspondants des ganglions infra-corticaux qui sont atteints avec leurs irradiations, puis les voies conduisant à la périphérie.

Il existe enfin des atrophies de deuxième ordre, frappant des voies émanées des noyaux atrophiés.

Dans un travail ultérieur, le même auteur publie les deux expériences sur l'animal que nous avons déjà mentionnées pages 30-31 et en conclut que, « à la suppression d'un hémisphère cérébral correspond une atteinte grave de tout un complexus de neurones dont seuls quelques segments pénètrent dans le cerveau ».

Von Monakow appelle *les dépendances de l'hémisphère*, des complexus de neurones qui sont en relation étroite avec l'hémisphère cérébral et s'atrophient à la suite d'une lésion hémisphérique. L'auteur distingue deux catégories de dépendances d'après la différence dans l'intensité de l'atrophie, laquelle peut être totale ou partielle :

1° *Dépendances directes*, formées par les complexus de neurones qui ne peuvent vivre sans l'intégrité de l'écorce cérébrale et dégénèrent quelques semaines après ;

2° *Dépendances indirectes* dont les complexus de neurones s'atrophient seulement partiellement en subissant une réduction de volume et une perte partielle de la forme naturelle de leurs éléments. A cette dernière catégorie appartient le cervelet.

Cette question de l'atrophie secondaire du cervelet n'est qu'une adaptation à la pathologie cérébelleuse d'une théorie plus générale, qui est celle de l'*atrophie transneurale* ou atrophie indirecte de Forel ou atrophie de deuxième ordre de von Monakow. Et l'atrophie cérébelleuse croisée se ramène légitimement à la question de l'atrophie transneurale, parce que, comme nous le verrons dans le chapitre suivant, la connexion du cerveau avec le cervelet n'est pas directe, mais s'effectue par une série de neurones superposés. Quand le cervelet est frappé d'atrophie à la suite d'une altération cérébrale, on ne peut pas comparer cette atrophie à la dégénérescence wallérienne ou à la dégénérescence rétrograde qui sont des processus réalisés dans l'étendue d'un seul neurone ; tandis qu'ici il s'agit d'un processus qui intéresse une chaîne de neurones successifs et juxtaposés : il y a vraiment atrophie transneurale.

Les auteurs ont été préoccupés beaucoup de trouver des explications à ce processus de l'atrophie transneurale ou indirecte ; parmi elles il y en a deux qui sont les plus intéressantes: l'atrophie transneurale par l'inactivité fonctionnelle et celle qui fait dépendre l'atrophie de troubles du développement. C'est cette dernière explication que MM. Thomas et Cornélius appliquent d'une manière précise et systématique aux cas purs d'atrophie croisée du cervelet, ils admettent que la nutrition cérébelleuse exige une stimulation cérébrale, et si une lésion arrête le développement du cerveau à un certain stade, le cervelet ne saurait atteindre dans l'ontogénèse « un stade de développement plus élevé que celui qui, dans la phylogénèse, lui correspond, alors que le stade cérébral, ici fixé par la lésion, est au contraire le stade normal. Aussi est-ce dans la biologie embryonnaire que paraît résider, pour ces auteurs, la cause des processus secondaires. »

A chaque stade de développement phylogénétique de l'hémisphère cérébral correspond donc un stade évolutif dans l'hémisphère cérébelleux.

« Par ce parallélisme, lorsqu'une altération quelconque

arrête le cerveau dans son développement normal et le
fixe dans un stade ontogénétique inférieur, le cervelet ne
saurait continuer son développement pour son propre
compte et s'arrête à un stade ontogénétique correspondant
à celui où le cerveau demeure fixé ou régresse pour l'atteindre ».

Dans l'observation présentée par ces auteurs, la lésion
cérébrale a été précoce malgré que les signes cliniques
soient apparus un peu tardivement ; le cervelet a été arrêté dans son développement et l'hémisphère malade a les
dimensions d'un cervelet d'enfant très jeune ; la structure
interne de cet hémisphère est celle d'un hémisphère normal d'un enfant de 2 à 5 ans.

Mais l'absence des cellules de Purkinje dans toute la
partie supérieure de l'hémisphère gauche et la partie
externe du vermis supérieur que les auteurs ont constatée
dans leur cas et dans les autres observations, contrastant
avec l'intégrité des cellules de Purkinje du vermis inférieur, est assez difficile à expliquer. L'arrêt de développement ne pourrait expliquer à lui seul cette absence des
cellules de Purkinje dans certaines circonvolutions. Dans
sa thèse, Cornélius signale le travail de Vignal sur l'histogénèse des éléments cérébelleux ; ce travail nous montre
que les cellules de Purkinje apparaissent au sixième mois
de la vie intra-utérine ; au huitième, elles sont déjà très
nettes, mais sans prolongement cylindraxile. Au neuvième
mois, le cervelet présente l'aspect qu'il a dans l'âge adulte,
sauf qu'on trouve des cellules migratrices dans la couche
granuleuse.

Les cellules de Purkinje sur les coupes de fœtus de
six mois sont reconnaissables parce que « leur protoplasma, au lieu d'entourer complètement le noyau, enve-

loppe seulement la partie supérieure et s'étend fort peu
sur les côtés ; à la partie inférieure on n'aperçoit nulle
trace ». Dans le cervelet d'un enfant né à terme, les cellules de Purkinje ont le même aspect que dans le cervelet
de l'adulte, sauf peut-être qu'elles sont moins volumineuses. On trouve dans le cervelet de l'adulte, dans la
couche granuleuse des petites cellules ganglionnaires,
ressemblant aux cellules de Purkinje, mais plus petites.
Vignal ne les a pas aperçues sur les coupes de nouveau-né.

Et parce que les cellules de Purkinje existent à la naissance, les auteurs invoquent un processus complexe pour
expliquer leur absence dans certaines circonvolutions du
cervelet ; dans ce processus entrent l'arrêt de développement et la régression.

L'auteur explique l'inégalité dans l'intensité des altérations cérébelleuses par l'inégalité dans l'intensité des
lésions cérébrales.

Les régions de l'hémisphère cérébelleux les plus atteintes sont celles où s'épanouissent les expansions terminales des neurones en relation avec les régions hémisphériques cérébrales où se trouve la lésion initiale ;
les régions qui sont moins atteintes correspondent aux
zones de l'écorce cérébrale ayant gardé leur valeur fonctionnelle. L'intensité de l'atrophie du cervelet change
sous l'influence des lésions cérébrales, mais le processus reste le même : arrêt de développement dans les
régions les moins atteintes, arrêt de développement
avec la régression partielle dans les régions cérébelleuses
les plus atteintes qui correspondent aux parties de
l'écorce cérébrale détruite ou presque détruite.

Toutes les théories qui ont été émises sur le mécanisme

de l'atrophie croisée du cervelet peuvent être rangées
en trois groupes principaux.

1° *Théorie myélogène.* — La moelle est l'intermédiaire
par lequel la lésion du cerveau retentit sur le cervelet.

2° *Théorie de la coïncidence de la lésion.* — Deux lésions
primitives ont frappé simultanément les deux portions
croisées du système nerveux central.

3° *Théorie transneurale* ou atrophie indirecte qui se produit, soit par l'inactivité fonctionnelle, soit par l'arrêt de
développement.

Nous allons voir maintenant par laquelle de ces théories
on peut expliquer le mécanisme de l'atrophie croisée du
cervelet chez l'adulte.

Est-ce par la théorie myélogène? Certainement non,
parce que dans nos observations personnelles la lésion
de la moelle consiste seulement en dégénérescence d'une
partie des cordons antéro-latéraux et certainement ce
n'est pas cette lésion qui peut entraîner l'atrophie cérébelleuse intense avec disparition par endroits des cellules de Purkinje et réduction de tous les éléments de
l'organe. Un autre argument encore contre cette théorie,
c'est que les fibres ascendantes de la moelle gagnent
le cervelet par les pédoncules cérébelleux inférieurs, et
n'entrent pas en relation avec les régions cérébelleuses
qui sont frappées par l'atrophie. Sur la terminaison des
fibres de la moelle qui arrivent au cervelet par les cordons postérieurs, du faisceau cérébelleux direct et du
faisceau de Gowers, nous trouvons dans le travail de
M. Thomas le passage suivant :

« Ces fibres s'entre-croisent, pour la grande majorité,
dans le vermis où elles se terminent; il en résulte que les
rapports du cervelet et de la moelle établis par ces voies

sont surtout croisés; le faisceau cérébelleux direct étant formé par les prolongements des cylindres-axes des cellules de la colonne de Clarke du même côté; les cordons postérieurs par les fibres des racines postérieures ou les prolongements cylindraxiles des cellules des cordons postérieurs du même côté; le faisceau de Gowers aurait au contraire, dans la moelle, pour plusieurs auteurs, soit une origine croisée, soit une origine directe et croisée; par suite de son double croisement, il établirait surtout des rapports directs entre la moelle et le cervelet... »

Dans l'anatomie de Von Gehuchten, nous trouvons la même opinion: que les fibres spinales qui gagnent le cervelet se terminent dans l'écorce du vermis supérieur du même côté et du côté opposé.

Ce fait est établi incontestablement par les recherches de Cajal au moyen de la méthode de Golgi et par les recherches expérimentales récentes de Thomas et Klimoff au moyen de la méthode de Marchi.

Dans tous nos cas nous avons vu que le vermis était normal, ne présentant aucune trace de lésion ni d'un côté, ni de l'autre; nous pouvons donc rejeter cette théorie pour expliquer l'atrophie croisée du cervelet.

Nous ne pouvons non plus admettre la coïncidence d'une lésion primitive du cervelet, en effet, on ne peut pas s'expliquer cette prédilection qu'aurait la lésion primitive cérébelleuse pour l'hémisphère cérébelleux du côté opposé à celui de la lésion cérébrale primitive, pas plus que la disproportion évidente des lésions qui existent dans le cerveau et cervelet: le processus est plus intense dans le cerveau, il y a une perte de substance énorme avec dégénérescence des fibres consécutive à cette destruction, tandis que les altérations céré-

belleuses consistent surtout en diminution simple de tous
les éléments, et régularité sensiblement complète dans la
distribution des lésions.

On ne peut pas comparer cette atrophie régulière, générale, modérée du cervelet atteint secondairement à une
lésion de l'hémisphère cérébral avec les lésions grossières,
réduisant un hémisphère cérébelleux au volume d'une
amande, ou le frappant irrégulièrement comme les
atrophies cérébelleuses primitives sans participation du
cerveau et spécialement des atrophies unilatérales. L'examen histologique des lésions dans l'atrophie primitive
nous montre sclérose intense, prolifération névroglique,
présence des corps arrondis, corpuscules amyloïdes ; défaut
des cellules de Purkinje dans les points sclérosés, une
très grande réduction de la couche granuleuse ; rempla-
cement des fibres nerveuses par des fibres du tissu conjonctif et par des éléments de névroglie proliférée. Dans
certaines observations tous les éléments nerveux manquent dans la substance corticale, à l'exception de quelques séries de grains ; dans d'autres il y a des épaississe-
ments vasculaires.

Cette théorie de la coïncidence doit être abandonnée
pour expliquer le mécanisme de l'atrophie croisée dans
nos cas.

Nous arrivons maintenant à la théorie par atrophie
secondaire ou transneurale. Et nous pouvons dire d'avance
que nous l'admettons pour expliquer nos cas d'atrophie.

Cette théorie transneurale peut se réaliser de deux
manières :

1° Ou bien la dégénérescence des fibres pédonculaires
amène l'atrophie de la substance grise du pont du
même côté que la lésion ; des fibres transversales du pont

y prenant naissance, du pédoncule cérébelleux moyen et de l'écorce cérébelleuse du côté opposé.

2° Ou la lésion cérébrale détermine l'atrophie du thalamus, du noyau rouge du même côté ; du pédoncule cérébelleux supérieur et du noyau dentelé du côté opposé.

Dans tous nos cas nous voyons que la destruction de l'écorce cérébrale détermine la dégénérescence plus ou moins complète des voies pédonculaires, l'atrophie des noyaux du pont du côté de la lésion et dont l'intensité est variable suivant le cas ; la raréfaction des fibres transversales du pont du côté opposé n'est pas nettement visible dans tous les cas à cause de la déformation énorme d'un côté du pont à la suite de la dégénérescence de la voie pyramidale, mais cette diminution des fibres existe sûrement parce que nous voyons une très grande différence dans le volume des pédoncules cérébelleux moyens, qui sont formés en grande partie aux dépens des fibres transverses du pont ; du côté opposé à la lésion cérébrale, il est beaucoup plus petit ; enfin nous trouvons une réduction très nette de l'écorce cérébelleuse, portant sur toutes ses trois couches mais surtout sur la couche médullaire. Dans certains lobes, surtout à la partie supérieure de l'hémisphère malade, il faut mentionner une raréfaction des cellules de Purkinje.

De l'autre côté, dans tous les cas, nous trouvons une réduction plus ou moins grande de la couche optique, consécutive à la lésion cérébrale, l'atrophie nette du noyau rouge du même côté, du pédoncule cérébelleux supérieur et du noyau dentelé du côté opposé. En outre, l'atrophie de la couche optique retentit sur l'hémisphère cérébelleux par l'intermédiaire du faisceau central de la calotte, de l'olive bulbaire et du pédoncule cérébelleux inférieur.

Dans le chapitre suivant nous parlerons plus en détail de ces différentes connexions. Nous voyons donc que les atrophies croisées que nous avons observées se réalisaient par un mécanisme, qui permet de les classer parmi les atrophies secondaires ou transneurales. L'atteinte des cellules corticales qui sont l'origine d'un système de neurones entraîne l'atrophie d'autres systèmes de neurones, avec lesquels il est en connexion.

Comme nous avons déjà dit pour expliquer ce processus d'atrophie transneurale, il existe deux hypothèses : soit les troubles du développement, soit l'atrophie par l'inactivité fonctionnelle.

Dès maintenant nous devons rejetter la première hypothèse (troubles de développement), parce que dans tous les cas la maladie survenait dans l'âge adulte, quand le système nerveux était complètement développé alors qu'à ce moment les malades n'avaient présenté aucun trouble du côté du système nerveux. Il nous reste la dernière hypothèse, l'atrophie par l'inactivité fonctionnelle. Cornélius la rejetait pour expliquer l'atrophie croisée de l'enfance en disant que l'activité fonctionnelle d'un cerveau et d'un cervelet in utero ou dans la toute première enfance est très faible, et que sa cessation ne pouvait avoir un retentissement sur la croissance des organes, et plus loin il dit que si l'inactivité fonctionnelle joue un rôle dans le processus, les lésions cérébrales tardives doivent alors engendrer l'atrophie dans l'hémisphère cérébelleux du côté opposé, puisque c'est chez l'adulte que l'activité fonctionnelle est la plus développée et sa cessation la plus importante. Nous pouvons appliquer cette réflexion à nos cas. La lésion a supprimé l'activité fonctionnelle dans l'écorce et les fibres qui en partent, et cette inactivité a retenti sur les noyaux sous-jacents et par leur intermédiaire sur l'hémisphère cérébelleux. L'inégalité dans l'intensité des altérations cérébelleuses répond à l'inégalité dans les lésions cérébrales. Nous pouvons dire avec Cornélius que les régions les plus atteintes dans l'hémisphère cérébelleux sont celles où s'épanouissent les expansions terminales des neurones en relation avec les régions hémisphériques cérébrales les plus frappées par le processus initial; celles qui le sont moins correspondent aux zones de l'écorce cérébrale ayant gardé quelque valeur fonctionnelle. La variété par places dans l'intensité des lésions cérébrales commanderait la variété par places dans l'intensité de l'atrophie cérébelleuse. Mais le processus reste le même : atrophie simple dans les régions les moins atteintes, atrophie avec régression partielle (disparition des cellules de Purkinje) dans les régions les plus atteintes, celles qui répondent vraisemblablement aux zones corticales cérébrales détruites ou presque détruites.

Dans le chapitre suivant nous allons voir en détail par quelles voies se fait le processus atrophique dans l'hémisphère cérébelleux, processus à point de départ cérébral.

RAPPORTS ANATOMIQUES ET PHYSIOLOGIQUES ENTRE LE CERVELET ET LE CERVEAU

I. — Généralités.

Le cervelet est réuni aux autres centres nerveux par trois grands pédoncules.

Nous ne nous occuperons dans notre travail que des rapports qui existent entre le cervelet et le cerveau, c'est pourquoi nous laisserons de côté les rapports de cet organe avec les autres centres nerveux.

Depuis les travaux de Bechterew nous savons que le cerveau et le cervelet entrent en relation par trois voies différentes : les pédoncules cérébelleux supérieur, moyen et inférieur (l'olive inférieure et faisceau central de la calotte).

Certains auteurs, comme Turner, Flechsig, Meynert, Mingazzini, admettent en outre qu'une partie des fibres cérébro-cérébelleuses ont un trajet interrompu et ne présentent aucun relai. Mingazzini les divise en :

a) *Voies fronto-cérébelleuses*, qui parcourent le segment antérieur de la capsule interne, forment le cinquième moyen du pied du pédoncule, circonscrivent les groupes anté et rétropyramidaux, s'entre-croisent au niveau de l'extrémité postérieure du pont et se portent dans le pédoncule cérébelleux moyen du côté opposé ; elles constituent le *stratum profondum* du pont ;

b) *Voies temporo-cérébelleuses* ou *stratum superficiale* du pont, qui s'entre-croisent plus haut que les précédentes.

Flechsig admet qu'une partie des fibres du pédoncule cérébelleux supérieur s'arrête dans le noyau rouge tandis que l'autre le traverse simplement pour de là se porter dans l'écorce cérébrale, en particulier dans la région pariétale.

Mais d'après les recherches des autres auteurs, Vulpian, Dejerine, Thomas, les voies directes cérébro-cérébelleuses n'existeraient pas, il s'agirait toujours de voies indirectes, composées de plusieurs neurones.

M. Dejerine démontre la non-existence de la connexion directe entre le pédoncule cérébelleux supérieur et la corticalité cérébrale, par ce fait que dans l'hémiatrophie croisée du cervelet, à la suite d'hémiplégie cérébrale infantile, il ne s'agit pas d'une dégénérescence du pédoncule cérébelleux supérieur comparable à celle du faisceau pyramidal, mais d'une atrophie simple, indirecte, secondaire. Le pédoncule cérébelleux supérieur est simplement diminué de volume, *atrophié* et non *dégénéré*.

Les fibres qui forment les voies indirectes prennent leur origine, les unes dans l'écorce cérébrale, les autres dans le cervelet : pour en faciliter l'étude, nous prendrons comme centre le cervelet et, par rapport à lui, nous étudierons consécutivement *ses voies efférentes* et *ses voies afférentes*.

II. — Voies cérébelleuses efférentes.

1° Pédoncule cérébelleux supérieur.

Le principal système efférent du cervelet est le pédoncule cérébelleux supérieur.

Les fibres du pédoncule cérébelleux supérieur prennent leur origine dans les cellules du noyau dentelé (olive cérébelleuse). Ces fibres montent dans la protubérance et l'isthme de l'encéphale. Elles s'entre-croisent sur la ligne médiane au-dessous des tubercules quadrijumeaux postérieurs; leur entre-croisement est total. Après cet entre-croisement le pédoncule cérébelleux supérieur se divise en deux branches : l'une descendante, l'autre ascendante, la seule qui nous intéresse en ce moment.

Ces fibres pénètrent à l'intérieur du noyau rouge qui est situé dans la calotte du pédoncule cérébral aux confins de la région sous-optique de Forel et entouré d'une couche assez épaisse de fibres à myéline connue sous le nom de capsule du noyau rouge ou radiations de la calotte. Elles le traversent obliquement de bas en haut et de dedans en dehors : certaines s'y résolvent même en fines arborisations terminales autour des cellules constituantes du noyau ; ce sont les *neurones rubro-cérébelleux*.

Le plus grand nombre se termine au-dessus du noyau rouge, elles ne font que le traverser pour se reconstituer sur son bord supéro-externe et, par l'intermédiaire des radiations de la calotte, aboutissent au thalamus. Parmi ces dernières fibres, certaines s'engagent dans la lame médullaire externe et, en se repliant en dedans, vont se terminer dans le noyau externe du thalamus.

La plupart suivent les faisceaux thalamiques et finissent aussi dans le segment ventral du noyau externe du thalamus.

Quelques-unes, enfin, aboutissent au noyau interne, surtout au niveau de son extrémité postérieure. Plusieurs entrent dans la formation de la lame médullaire interne. Le centre médian de Luys en reçoit peut-être aussi quelques-unes.

On voit que le pédoncule cérébelleux supérieur est formé par des fibres *olivo-rubro-thalamiques*.

2° Connexion du noyau rouge et du thalamus avec l'écorce cérébrale.

A. COUCHE OPTIQUE. — Les fibres qui réunissent le noyau rouge à l'écorce cérébrale suivent deux voies : l'une, qui est admise par tous les auteurs, c'est la *voie indirecte* composée de fibres du noyau rouge qui subissent un relai dans la couche optique et par les radiations thalamiques aboutissent à l'écorce cérébrale ; l'autre, qui est une *voie directe*, n'est pas admise par tous.

Nous étudierons successivement ces deux voies. Mais auparavant nous allons rappeler quelle est la constitution de la formation où s'arrêtent les fibres cérébelleuses.

La couche optique ou thalamus est un volumineux noyau de substance grise à grand diamètre dirigé obliquement en arrière et en dehors, situé dans chaque hémisphère près de la base du cerveau, le long du ventricule moyen, en arrière, en dedans et au-dessous du corps strié, en avant et en dehors des tubercules quadrijumeaux, elle occupe le côté supérieur et interne du pédoncule cérébral. En avant, elle est séparée de la couche optique du côté opposé par les piliers antérieurs du trigone ; en arrière, les deux couches optiques sont très écartées et séparées par les tubercules quadrijumeaux.

On peut considérer à chaque couche optique quatre faces et deux extrémités.

Une face supérieure libre, divisée par le sillon choroïdien en une partie externe appartenant au plancher du ventricule latéral, et une partie interne contribuant à limiter le ventricule médian.

Une face interne, libre également, formant une paroi du 3ᵉ ventricule.

Les faces internes des deux couches optiques sont reliées entre elles par la commissure grise.

Une face externe répondant en haut à la partie moyenne du noyau caudé, séparée en bas du noyau lenticulaire par le segment postérieur de la capsule interne. Cette face reçoit les fibres provenant de toutes les régions de l'écorce et dont l'ensemble constitue les radiations thalamiques ou couronne rayonnante de la couche optique.

Une face inférieure reposant en avant sur la substance innominée de Reichert ; en arrière, sur la région sous-optique ou sous-thalamique qui s'étend jusqu'au locus niger et renferme deux noyaux gris : le corps de Luys en avant et en dehors et le noyau rouge entouré de sa capsule en arrière et en dedans, ces deux noyaux sont séparés de la couche optique par le champ de Forel.

L'extrémité antérieure de la couche optique est libre, et forme avec le pilier antérieur du trigone le trou de Monro.

L'extrémité postérieure est volumineuse, considérablement renflée et connue sous le nom de *pulvinar* ; recouverte par la toile choroïdienne, le pilier postérieur du tri-

gone et le bourrelet du corps calleux ; elle recouvre les
tubercules quadrijumeaux et leurs bras ; puis se recourbe
et embrasse par sa concavité le pédoncule cérébral.

Le pulvinar se renfle à sa partie interne et inférieure en
deux saillies : les *corps genouillés* externe et interne.

L'externe, le plus volumineux, donne naissance à la racine externe de la bandelette optique, il reçoit en arrière
le bras du tubercule quadrijumeau antérieur.

L'interne qui est en rapport en arrière avec le bras du
tubercule quadrijumeau postérieur donne issue en avant
à la racine interne de la bandelette optique.

La masse grise du thalamus est formée surtout par trois
noyaux : noyaux externe, interne et antérieur.

Noyau externe le plus long, correspondant à la capsule interne, s'étend jusque près de l'extrémité antérieure
du thalamus ; il est situé en dehors et au-dessous du
noyau antérieur, en dedans il est limité par la lame médullaire interne qui est en forme d'S italique qui le sépare
des noyaux antérieur et interne ; tout à fait en avant, il
se confond avec le noyau antérieur.

En dehors, la lame médullaire externe le sépare des
segments postérieur et rétro-lenticulaire de la capsule
interne et de la zone réticulée, les faisceaux de cette lame
forment dans les couches profondes du pulvinar en s'en-
trecroisant avec les fibres de la racine externe de la bandelette optique et du corps genouillé externe, le champ de
Wernicke.

En arrière, le noyau externe se continue avec le pulvinar.

En dedans du noyau externe et séparé de lui par la
lame médullaire interne se trouve le *noyau interne*, plus
petit que le précédent ; il est isolé du noyau antérieur par

le prolongement de cette lame avec le stratum zonale ; le noyau interne répond au ventricule moyen, en arrière, le faisceau rétroflexe de Meynert sépare ce noyau de la paroi ventriculaire ; le ganglion de l'habenula se trouve situé sur sa partie supérieure et postérieure.

Le *noyau antérieur*, le plus petit des trois, s'enfonce entre les deux noyaux précédents, se continuant même avec la partie antérieure du noyau externe ; par sa face antérieure il fait saillie dans le ventricule latéral où il forme le tubercule antérieur du thalamus.

On décrit encore dans la couche optique deux noyaux :

Centre médian de Luys, très riche en fibres, situé entre le noyau rouge, le noyau interne et le noyau externe ;

Le noyau *semi-lunaire de Flechsig* situé en arrière et au-dessous du précédent, au-dessous du noyau externe, au voisinage de la région sous-optique.

B. CONNEXIONS DE LA COUCHE OPTIQUE. — D'après les recherches expérimentales d'un grand nombre d'auteurs, il est prouvé que toute une série de fibres provenant des centres nerveux inférieurs se terminent dans la couche optique : fibres du pédoncule cérébelleux supérieur, fibres du noyau rouge, fibres longitudinales de la formation réticulée de la calotte, fibres du ruban de Reil médian.

Toutes ces différentes fibres entrent dans la constitution de trois grandes formations :

a) Les *radiations de la calotte*, qui se détachent de la partie externe de la capsule du noyau rouge ;

b) Le *faisceau thalamique de Forel* ou partie antérieure de la capsule du noyau rouge ;

c) La *région du ruban de Reil médian* qui est située à la partie postérieure et ventrale du noyau externe du thalamus et entoure le centre médian de Luys.

Parmi ces fibres ce sont celles qui unissent la couche optique au cervelet qui nous intéressent le plus.

Les fibres du pédoncule cérébelleux supérieur irradient principalement comme nous avons déjà dit dans toute la hauteur du noyau externe, des lames médullaires externe et interne et dans le centre médian de Luys.

Nous noterons simplement que les fibres du ruban de Reil médian se terminent surtout dans la partie postérieure et ventrale du noyau externe, dans le centre médian de Luys, quelques fibres dans la partie supérieure du thalamus. Ces fibres assurent la connexion avec les noyaux de Goll et de Burdach du côté opposé.

Par les fibres longitudinales de la formation réticulée de la calotte, une connexion est établie entre la couche optique et la substance grise de la formation réticulée.

Presque toutes ces fibres sont des fibres afférentes de la couche optique, mais parmi elles il en existe un petit nombre qui sont des fibres efférentes et suivent le même trajet que les précédentes mais en sens inverse.

Signalons enfin que la couche optique entre en rapport avec les centres auditifs primaires par le corps genouillé interne, le tubercule quadrijumeau postérieur et le ruban de Reil latéral, et avec les centres visuels par l'intermédiaire du pulvinar, le corps genouillé externe et le tubercule quadrijumeau antérieur.

Le noyau externe de la couche optique présente des connexions avec l'aire olfactive, le noyau amygdalien, la circonvolution du crochet; le noyau antérieur avec le tubercule mamillaire.

Par les fibres strio-thalamiques, la couche optique est reliée au corps strié, c'est-à-dire aux noyaux caudé et lenticulaire.

Les connexions de la couche optique avec l'écorce se font par l'intermédiaire des radiations thalamiques.

Les radiations thalamiques sont formées en proportions à peu près égales par des fibres cortico-thalamiques et thalamo-corticales.

Les fibres cortico-thalamiques proviennent de toutes les régions du manteau cérébral et constituent une véritable couronne rayonnante du thalamus qui converge vers la face externe de la couche optique. Elles sont dissociées par les autres fibres de la capsule interne à ce niveau, puis elles se réunissent de nouveau, recouvrent la face externe du thalamus d'une sorte de treillage connu sous le nom de *zone grillagée ou réticulée d'Arnold* ; de cette zone, de petits fascicules se détachent et irradient dans la couche optique formant les fibres radiées qui aboutissent aux différents noyaux du thalamus.

Ce sont surtout les rapports des noyaux internes et externes du thalamus et du centre médian de Luys avec l'écorce cérébrale qui nous intéressent, par suite de leurs connexions intimes avec les voies cérébelleuses.

Les fibres qui se terminent dans le noyau interne prennent leur origine dans la partie antérieure et externe des circonvolutions frontales. Celles du noyau externe proviennent des circonvolutions rolandiques et de la partie adjacente des lobes frontal et pariétal.

Les fibres aboutissant au centre médian de Luys, naissent dans la partie moyenne et supérieure des circonvolutions rolandiques.

Ces différentes fibres traversent ensuite la couronne rayonnante et les segments postérieur et rétro-lenticulaire de la capsule interne, appartenant au système des radiations thalamiques, et concourent à la formation de la zone réticulée d'Arnold, et elles aboutissent à leurs noyaux électifs sous forme de fibres radiées.

Les *fibres thalamo-corticales* prennent leur origine dans les cellules des divers noyaux du thalamus, en particulier les noyaux externe et interne, le pulvinar, les corps genouillés externe et interne, elles suivent en sens inverse le trajet des fibres cortico-thalamiques et se terminent dans l'écorce cérébrale.

C. Connexions du noyau rouge. — En plus des connexions du noyau rouge avec l'écorce cérébrale qui sont indirectes et qui se font par l'intermédiaire de la couche optique, il existe des fibres reliant directement l'écorce cérébrale au noyau rouge; ces fibres constituent les voies cortico-rubriques, qui niées par certains auteurs, sont admises par d'autres : Flechsig, Hösel, Monakow, M. et Mme Dejerine.

M. et Mme Dejerine ont démontré l'existence de fibres reliant directement l'écorce cérébrale au noyau rouge, voies *cortico-rubriques*. Le noyau rouge, en effet, dégénère à la suite de vastes lésions de l'écorce cérébrale, en particulier, de la région pariétale.

L'origine corticale et le trajet des radiations du noyau rouge dans la couronne rayonnante et la capsule interne sont encore mal connus.

Il est probable que les cellules d'origine des voies cortico-rubriques siègent principalement dans l'écorce du lobe pariétal et qu'elles y occupent une grande étendue, qu'elles sont situées dans la partie supérieure du segment postérieur de la couronne rayonnante et la région thalamique du segment rétro-lenticulaire de la capsule interne.

Au-dessus des radiations du corps genouillé interne elles abordent la couche optique, passent en avant de la partie enclavée du corps genouillé interne, se portent en dedans, entrent dans la constitution des radiations de la calotte et irradient dans la partie supéro-antéro-externe du noyau rouge.

Comme nous le voyons, la voie cérébro-cérébelleuse est loin d'être directe, mais présente sur son trajet plusieurs relais ; et est composée de plusieurs neurones :

Neurone supérieur, cortico-rubrique et cortico-thalamique.

Neurone moyen, rubro-cérébelleux et olivo-rubro-thalamique et *neurone inférieur* ou cérébelleux dont nous allons parler maintenant. Ce neurone réunit le noyau dentelé à l'écorce cérébelleuse.

3° Noyau dentelé.

Le noyau dentelé ou l'olive cérébelleuse est situé dans la partie inférieure et interne de la substance blanche de l'hémisphère. Il est constitué par une lamelle de substance grise, plissée en festons ; dans son ensemble il représente un ovoïde. Le volume de cette olive varie suivant les sujets et est en raison directe du volume des hémisphères cérébelleux. Chez l'homme elle atteint son plus haut degré de développement.

L'olive cérébelleuse est constituée par plusieurs rangées de cellules multipolaires qui sont séparées par un grand nombre de cellules névrogliques et par de petits faisceaux de fibres efférentes et afférentes.

Les fibres afférentes proviennent des cellules de Purkinje, de l'écorce cérébelleuse.

Les fibres efférentes ou cylindres-axes des cellules du noyau dentelé concourent à la formation des P. C. S. dont le trajet et les terminaisons nous sont déjà connus.

III. — Voies afférentes.

1° **Pédoncule cérébelleux moyen.** — Il est la principale voie afférente du cervelet qu'il relie au cerveau par l'intermédiaire de la voie pédonculaire et la substance grise du pont du côté opposé. Les fibres de la voie pédonculaire sont toutes exclusivement d'origine corticale et forment à elles seules le pied du pédoncule cérébral.

On divise le pied du pédoncule en cinq parties égales pour la commodité de la description :

Partie interne qui est formée par les fibres venant de la zone motrice facio-pharyngo-laryngée, c'est-à-dire l'opercule rolandique et la partie adjacente de l'opercule frontal. Ces fibres passent par la partie postérieure du segment antérieur de la capsule interne, plus bas par le faisceau géniculé et la partie antérieure du segment postérieur, puis forment la partie interne du pied du pédoncule.

La plus grande partie de ces fibres se termine dans le locus niger et dans la substance grise de l'étage antérieur de la protubérance, un très petit nombre d'entre elles descend dans la pyramide bulbaire.

La partie moyenne (2-3-4) du pied du pédoncule est constituée par des fibres qui ont leur origine dans les circonvolutions rolandiques (cinq sixièmes supérieurs) du pied des circonvolutions frontales (F_1, F_2) et pariétales (P_1, P_2) et du lobule paracentral ; ces fibres ne s'arrêtent pas dans les ganglions centraux, elles passent par le segment postérieur de la capsule interne et occupent dans ce segment une région d'autant plus antérieure et plus rapprochée du genou de la capsule, et dans le pied une région d'autant plus voisine du faisceau interne, qu'elles pro-

viennent des régions rolandiques plus inférieures et antérieures.

Chemin faisant elles abandonnent de nombreuses fibres
au locus niger.

De cette voie pyramidale dans la profondeur du pied du
pédoncule on voit se détacher de gros fascicules aber-
rants :

Le *pes lemniscus superficiel*, le *pes lemniscus profond*,
qui s'épuisent en partie dans leur trajet pontin de la
substance grise, mais qui dans certains cas peuvent être
suivis jusque dans la pyramide bulbaire dans laquelle ils
rentrent.

Dans l'étage antérieur de la protubérance, la voie pyramidale est dissociée par les fibres transversales et abandonne de nombreuses fibres aux noyaux gris du pont;
plus bas elle concourt à la formation de la pyramide bulbaire.

La partie externe du pied du pédoncule ou faisceau de
Turck est formée par des fibres qui viennent de l'écorce des
2ᵉ et 3ᵉ circonvolutions temporales. Ces fibres traversent le
segment inférieur de la couronne rayonnante, le segment
sous-lenticulaire de la capsule interne et dans la région
thalamique abordent son segment postérieur, descendent
avec ce segment dans la partie externe du pied du pédoncule. Le faisceau de Turck abandonne très peu de fibres
au locus niger et il se termine dans la partie postéro-supérieure des noyaux pontiques. Il n'envoie aucune fibre
dans la pyramide bulbaire.

Le faisceau de Turck est donc formé de fibres temporo-
protubéranticlles.

Le neurone supérieur de la voie cérébro-cérébelleuse
afférente qui passe par le pédoncule cérébelleux moyen

est le neurone cortico-protubérantiel qui a son origine dans tout le secteur moyen de l'hémisphère.

Il est formé de deux neurones secondaires, l'un temporo-protubérantiel qui est représenté par le faisceau de Turck, et dont la terminaison est dans les noyaux supéro-postéro-externes du pont.

L'autre cortico-protubérantiel, provient de la zone rolandique, passe par les quatre cinquièmes du pied du pédoncule avec les neurones cortico-bulbaires et cortico-médullaires et se termine dans les noyaux pontiques à différentes hauteurs.

C'est dans ces noyaux, du pont, que le pédoncule cérébelleux moyen prend son origine; il est formé surtout de fibres provenant des noyaux du côté opposé à l'hémisphère cérébelleux auquel il se rend; mais il contient aussi des fibres qui ont leur origine du même côté. Certaines de ses fibres prennent leur origine dans la substance grise de la calotte du côté opposé.

Le pédoncule cérébelleux moyen est formé d'un très grand nombre de fascicules épais et volumineux à direction transversale, séparés les uns des autres par les noyaux pontiques et par le système des fibres longitudinales de la voie pédonculaire; par rapport à ces fibres on peut diviser les fascicules du pédoncule cérébelleux moyen en trois couches :

Couche superficielle, stratum superficiale;

Couche moyenne, stratum intermedium ;

Couche profonde, stratum profondum.

Les fibres du pédoncule cérébelleux moyen se terminent surtout dans l'écorce de l'hémisphère cérébelleux ; en outre, chez l'homme quelques-unes de ses fibres aboutissent probablement à l'écorce du vermis. Le pédoncule cérébelleux

moyen représente le deuxième neurone ou neurone inférieur de la voie cérébro-cérébelleuse moyenne, neurone
ponto-cérébelleux.

2° Pédoncule cérébelleux inférieur.

A. FAISCEAU CENTRAL DE LA CALOTTE. — Le pédoncule
cérébelleux inférieur est constitué également par des
fibres afférentes. Il relie surtout le cervelet à la moelle et
au bulbe, mais, par l'intermédiaire du faisceau central de
la calotte et de l'olive bulbaire il sert à la formation de la
voie cérébro-cérébelleuse.

L'origine du faisceau central de la calotte n'est pas bien
connue; certains la placent dans l'anse du noyau lenticulaire, mais cette opinion n'est pas démontrée; probablement il prend son origine dans la substance réticulée de
la calotte au voisinage du noyau rouge et du tubercule
quadrijumeau antérieur, parce qu'une lésion siégeant
à cet endroit détermine sa dégénérescence.

Dans la région de la calotte, il est accolé au P. C. S. et
limité en dedans par le faisceau longitudinal postérieur
et le noyau central supérieur, en arrière par le noyau circonflexe ; il est séparé en avant du ruban de Reil médian
par les fibres du corps trapézoïde. Dans la partie inférieure du faisceau il présente des rapports très intimes
avec le ruban de Reil médian et il est situé en dedans de
l'olive supérieure, du noyau du facial. Plus bas il forme
avec le ruban de Reil un angle dans lequel se loge un
prolongement du noyau central inférieur. Dans la partie
tout inférieure de la protubérance et dans la région bulbaire il est séparé du ruban de Reil par l'olive bulbaire,
dont il forme la capsule et dans laquellle il se termine.

B. OLIVE BULBAIRE OU INFÉRIEURE. — L'olive bulbaire ou olive inférieure est située à la partie supérieure du bulbe entre la pyramide antérieure et le sillon d'émergence des nerfs mixtes; elle est constituée par une lame de substance grise irrégulièrement plissée dans son ensemble, elle forme une sorte de sac, dont l'ouverture ou hile regarde en dedans, la couche inter-olivaire.

Elle est entourée par une capsule connue sous le nom de toison ou feutrage extra-ciliaire; cette capsule est formée par des fibres verticales surtout abondantes dans ses parties postérieures et externes et qui appartiennent au faisceau central de la calotte et également par des fibres horizontales et transversales qui sont les fibres arciformes du bulbe.

C. CORPS RESTIFORME. — Les rapports entre l'olive et le cervelet se font par l'intermédiaire du pédoncule cérébelleux inférieur et en particulier par son segment externe qui est le corps restiforme. Le système cérébello-olivaire est un système directement centrifuge par rapport aux olives, les fibres qui le constituent sont les prolongements des cellules de l'olive inférieure du côté opposé de l'hémisphère auquel elles se rendent, quelques fibres très rares s'épuisent dans l'hémisphère du même côté, mais le pédoncule cérébelleux contient également quelques fibres à courant inverse, qui vont du cervelet vers l'olive.

Les fibres olivaires occupent dans le corps restiforme la partie périphérique avec les fibres qui viennent des noyaux des cordons postérieurs, tandis que la partie centrale est formée par la réunion des fibres des cordons postérieurs et du faisceau cérébelleux direct.

Dans leur trajet de l'olive vers le cervelet, une partie

de ces fibres entre dans la formation du segment supéro-externe des fibres arciformes internes : elles traversent ou circonscrivent en arrière la racine descendante du trijumeau.

Les autres fibres contournent l'olive en dehors, puis en avant en suivant la périphérie du bulbe et s'entre-croisent pour aboutir à l'olive du côté opposé.

D'après Mingazzini il existe encore des fibres cérébello-pyramidales directes et croisées qui pénètrent dans les pyramides ou entrent en rapport avec le noyau arciforme ou pré-pyramidal du côté opposé qui représente en somme l'extrémité inférieure de la substance grise du pont prolongée au-devant des pyramides.

Toutes les fibres du corps restiforme se dirigent vers le lobe médian, dans lequel elles s'épuisent pour le plus grand nombre ; les fibres les plus directes s'entre-croisent et se terminent dans le vermis supérieur et postérieur du côté opposé ; quelques rares fibres se terminent dans l'hémisphère du même côté, dans les circonvolutions très voisines du vermis.

Chez l'homme il est probable que les olives envoient un grand nombre de fibres à l'écorce hémisphérique.

D'après M. Thomas, il n'existe aucun rapport entre l'olive bulbaire et l'olive cérébelleuse.

Au point de vue de la structure et des fonctions on distingue dans le cervelet deux organes différents : *l'écorce cérébelleuse* et les *noyaux gris centraux*, qui sont reliés entre eux par un double système de fibres. L'écorce cérébelleuse est comme le point de départ des excitations qui se transformeront en variations toniques en passant par les noyaux gris centraux et le centre avec lesquels ils entrent en connexion. On peut en outre diviser le cervelet en deux territoires anatomiques différents représentés : l'un par le *vermis*, l'autre par l'*hémisphère*. L'écorce du vermis reçoit des fibres venant de la moelle soit par le faisceau de Gowers, soit par le faisceau cérébelleux direct ou par les cordons postérieurs et leurs noyaux. Ces rapports sont surtout croisés.

L'écorce de l'hémisphère, par contre, reçoit, comme nous l'avons déjà vu, des fibres venant de la substance grise du pont, surtout du côté opposé et par cette substance grise elle entre en rapports avec les fibres de la voie pédonculaire qui se terminent entre ces cellules ; ces fibres ont leur origine dans l'écorce cérébrale ; le pédoncule cérébelleux moyen est donc une voie d'association entre l'écorce d'un hémisphère cérébral et celle de l'hémisphère cérébelleux opposé.

Par ce système de fibres le cervelet reçoit des excitations ou des impressions qui lui viennent de l'écorce cérébrale.

Le cervelet reçoit encore des fibres venant de l'olive bulbaire et qui se terminent soit dans l'écorce du vermis, soit dans l'écorce de l'hémisphère immédiatement adjacent.

Parmi les noyaux gris il en est deux : *le noyau du toit* et le *globulus* où semblent venir se terminer les fibres de projection du vermis, tandis que le *noyau dentelé* et l'*embolus* quoique recevant une petite partie des fibres du vermis appartiennent presque entièrement au territoire anatomique de l'hémisphère cérébelleux. Le noyau dentelé agit principalement sur la moitié correspondante du corps et cette action sur la moelle se fait soit directement par le faisceau cérébelleux descendant, soit indirectement, par l'intermédiaire du pédoncule cérébelleux supérieur, du thalamus et de l'écorce cérébrale, soit encore par le système cérébello-vestibulaire.

Sous l'influence d'une excitation cérébrale l'écorce de l'hémisphère cérébelleux entre en jeu, et par ses fibres de projection elle agit sur le noyau dentelé; le cervelet entre donc en activité à l'occasion des mouvements volontaires. Dans le cas où l'excitation n'est transmise qu'à l'écorce cérébelleuse d'un seul côté, il n'y a qu'un seul noyau dentelé qui agit; par le faisceau cérébelleux descendant, il agit sur certains muscles du même côté du corps et par l'intermédiaire du système cérébello-vestibulaire, sur les deux noyaux du vestibulaire. Le pédoncule cérébelleux supérieur transmet au cerveau la force de réaction, les conditions d'équilibre. Il sert donc comme *régulateur* dans tous les mouvements dans lesquels le cerveau agit soit volontairement, soit automatiquement.

Le courant de l'influx volontaire se fait à la fois par deux voies : l'une directe à travers le cerveau et la moelle, l'autre indirecte à travers le cerveau, le pont de Varole, le cervelet et la moelle.

On peut représenter cette voie indirecte de la façon suivante : l'excitation volontaire après avoir parcouru la voie pédonculaire et ses collatérales arrive aux noyaux du pont dans les cellules desquels viennent se terminer les fibres motrices.

Delà elle est transmise aux cellules de Purkinje par le pédoncule cérébelleux moyen qui est formé par les cylindres-axes des cellules pontines. L'influence volontaire se propage ensuite le long des axones des cellules de Purkinje jusqu'à l'olive cérébelleuse et en ce point naît le pédoncule cérébelleux supérieur qui, par sa branche descendante, le transmet enfin aux cellules motrices de la moelle.

Une excitation de la sphère motrice agit sur les deux moitiés du bulbe et de la moelle, parce que le pédoncule cérébelleux supérieur émet des collatérales directes et des branches descendantes croisées.

D'après Cajal l'entrecroisement des voies cérébelleuses serait la conséquence forcée de l'entrecroisement de la partie principale de la voie motrice volontaire ; son but est de porter l'action tonique et coordinatrice du cervelet sur le même côté qui reçoit la décharge de l'excitation volontaire directe, venue par la voie pyramidale.

L'écorce cérébelleuse peut entrer encore en jeu, sous l'influence d'une excitation périphérique par exemple, à la suite d'une modification de l'équilibre ; dans ces conditions c'est l'écorce du vermis qui réagit ; elle transmet son influx nerveux au noyau du toit et un peu au noyau dentelé et par leur intermédiaire aux noyaux de Deiters et à la moelle ; en augmentant la tonicité de certains muscles elle sert à rétablir l'équilibre. Nous pouvons dire que le fonctionnement de l'hémisphère cérébelleux est intimement lié à l'activité cérébrale et aux mouvements volontaires en particulier ; alors que le fonctionnement du vermis est en rapport surtout avec l'activité médullaire et les mouvements réflexes. Or, l'activité cérébrale et la volonté se dépensent beaucoup plus dans les mouvements des membres supérieurs que dans les mouvements des membres inférieurs et du tronc : c'est pourquoi il doit y avoir un certain rapport entre le développement physiologique des membres supérieurs et le volume des hémisphères cérébelleux. L'anatomie comparée confirme cette théorie.

Chez les poissons et les reptiles, les muscles du tronc sont seuls à intervenir pour maintenir l'équilibre, le cervelet est réduit à un vermis très rudimentaire ; peu développé chez les poissons osseux, il se complique chez les poissons cartilagineux et se perfectionne avec le reste du système nerveux.

Chez le phoque le développement des membres antérieurs explique la prédominance des hémisphères cérébelleux sur le vermis.

Chez les oiseaux un cervelet a un volume considérable mais n'est représenté que par le lobe médian divisé par les sillons en lamelles transversales. Chez les oiseaux qui s'élèvent et se soutiennent dans l'air, les hémisphères latéraux sont plus développés.

Le cervelet des mammifères se complique par l'apparition de deux masses latérales ou hémisphères cérébelleux dont les rapports de volume avec le lobe médian varient suivant les espèces.

L'augmentation progressive du volume des hémisphères cérébelleux s'accentue davantage chez les singes.

Nous voyons donc que le cervelet devient graduellement plus volumineux à mesure qu'on monte dans l'échelle des classes animales.

Chez les mammifères, le volume du lobe médian est inversement proportionnel à celui des hémisphères cérébraux, tandis que le développement des hémisphères cérébelleux est en rapport direct avec celui des hémisphères cérébraux, ce qui permet de supposer un lien dans leur fonctionnement.

Comme nous l'avons vu, le vermis est, dans la série animale, la partie la plus constante ; il existe seul chez les vertébrés inférieurs et c'est seulement chez les mammifères que les lobes cérébelleux l'emportent sur le vermis.

On donne au vermis le nom de *palaecérébellum*, tandis que les hémisphères latéraux, d'apparition plus récente, forment le *néocérébellum*.

Comme l'anatomie normale et l'anatomie comparée, l'anatomie pathologique nous montre également que le vermis et les hémisphères cérébelleux sont des régions fonctionnellement différentes. C'est ce que nous voyons dans les observations mentionnées plus haut. La destruction de l'écorce cérébrale détermine l'hémiatrophie croisée du cervelet, surtout si la couche optique est simultanément lésée ; cette hémiatrophie frappe le lobe latéral du cervelet et respecte le vermis. Donc l'écorce cérébrale de la région fronto-pariétale et de la région temporale se projette sur l'écorce du lobe latéral croisé du cervelet et un peu sur le lobe homolatéral par l'intermédiaire du pédoncule cérébral et des noyaux pontins, tandis que sur l'écorce du vermis se projettent les centres bulbo-spinaux.

On peut par suite distinguer deux systèmes: le système *cérébro-cérébelleux ou hémisphérique* ; le système *bulbo-spino-cérébelleux ou vermien*.

La question des localisations dans le cervelet n'est pas tout à fait résolue, quoique les expériences de certains physiologistes plaident en faveur des localisations fonctionnelles dans l'écorce du cervelet.

La doctrine des localisations cérébelleuses est admise par Marassini, Von Rynberck, Vincenzoni, Hulshoff Pol et par Rothmann; pour eux, la destruction de certaines régions très limitées amènerait toujours les mêmes troubles.

. Par exemple dans ses expériences faites sur le chien et le singe, Rothmann obtenait toujours par la destruction du lobe quadrilatère un trouble dans la position du membre antérieur correspondant.

Par la destruction du lobe semi-lunaire apparaissent les mêmes troubles dans le membre postérieur. Lorsque les deux lobes quadrilatères sont détruits, les mêmes troubles apparaissent dans les deux membres supérieurs, il en est de même pour les lobes semi-lunaires, dont la destruction amène des troubles dans les membres postérieurs. Ces phénomènes diminuent peu à peu, mais persistent encore au bout d'un mois.

On a moins de données sur les noyaux gris centraux. L'excitation de la substance grise centrale du cervelet était une expérience très difficile à réaliser à l'état pur, il est par suite très malaisé de faire la part exacte de ce qui revient à l'excitation des formations du voisinage.

Si l'existence de localisations très précises dans l'écorce du cervelet n'est pas encore tout à fait démontrée, on ne saurait tout de même proclamer l'unité fonctionnelle du manteau cérébelleux. Les connaissances anatomiques comme les données de la physiologie laissent supposer que l'hémisphère et le vermis ont une certaine indépendance vis-à-vis l'un de l'autre ; leurs fonctions ne sont pas absolument identiques : le premier a *des fonctions de régulation* ; le second, *des fonctions d'équilibration*.

CONCLUSIONS

I. L'atrophie croisée du cervelet est généralement considérée comme appartenant en propre à l'hémiplégie cérébrale infantile. Les faits que nous venons de rapporter démontrent que les lésions cérébrales qui produisent l'hémiplégie de l'adulte sont susceptibles de retentir sur le cervelet, de même que les lésions dans l'hémiplégie de l'enfance.

II. L'atrophie du cervelet porte exclusivement sur l'hémisphère cérébelleux croisé. Le lobe latéral est le seul atteint, le vermis est intact.

Les lésions intéressent l'écorce et les noyaux gris centraux.

Les lésions corticales prédominent parfois sur certains lobes et en particulier le lobe quadrilatère antérieur.

Les lésions nucléaires sont exclusivement distribuées sur le noyau dentelé et l'embolus. Le globulus et le noyau du toit, qui appartiennent au vermis, sont ordinairement respectés.

III. L'atrophie corticale est la conséquence de la dégénérescence de la voie pyramidale, de l'atrophie de la substance grise du pont et du pédoncule cérébelleux moyen. C'est une atrophie transneurale.

L'atrophie nucléaire est la conséquence de l'atrophie

secondaire de thalamus et de l'atrophie rétrograde du pédoncule cérébelleux supérieur.

IV. On ignore encore l'expression clinique de l'atrophie croisée du cervelet ; la coexistence de l'hémiplégie qui est presque toujours très accusée s'oppose sans doute à l'apparition des symptômes.

V. C'est qu'en effet l'atrophie croisée ne survient qu'à la suite de grosses lésions cérébrales.

Elle paraît d'autant plus grande que la lésion cérébrale est plus considérable, la durée plus longue, l'âge du début moins avancé.

Cependant, comme le montre l'observation IV, elle peut apparaître encore dans l'hémiplégie des vieillards.

BIBLIOGRAPHIE

Abrikossof. Anatomie pathologique de l'atrophie primitive de l'écorce cérébelleuse. *Journal de neuropathologie et psychiatrie de Korsakoff*, 1910.

André Thomas. *Le Cervelet. Étude anatomique, clinique et physiologique.* Thèse de Paris, 1897.

— Atrophie du cervelet et sclérose en plaques. *Revue neurologique*, 1903.

— Atrophie lamellaire des cellules de Purkinje. *Société de neurologie*, juillet 1905.

— *La Fonction cérébelleuse*, 1911.

— **et Cornélius.** Un cas d'atrophie croisée du cervelet. *Revue neurologique*, 15 mars 1907.

Anglade et Calmettes. Sur le cervelet sénile. *Nouvelle Iconographie de la Salpêtrière*, 1907.

— **et Jaquin.** Atrophie cérébelleuse. *Revue de médecine*, 1908.

— **et Latreille.** Lésion du cervelet dans la paralysie générale. *Encéphale*, 1907.

Babinski. Quelques documents relatifs à l'histoire des fonctions de l'appareil cérébelleux et de leurs perturbations. *Revue mensuelle de médecine interne et de thérapeutique*, mai 1909.

Bechterew. Le cerveau de l'homme dans ses rapports et ses connexions intimes. *Archives slaves de biologie*. Paris, 1887.

— *Les Voies de conduction du cerveau et de la moelle*, traduit sur la 2ᵉ édition allemande par C. Bonne. Paris, 1900.

Bolk. Das cerebellum des Säugetiere. Eine vergleichend anatomische Untersuchung.

Bonne. Hémiagénésie cérébelleuse. *Archives de neurologie*, 1906, Bd. XXII.

Bourneville et Crouzon. Atrophie du cervelet. *Progrès médical*, 1904.

Calmettes. *Cervelet sénile.* Thèse de Bordeaux, 1907.

Cazauvielh. Agénésie primitive de l'hémisphère droit du cerveau et lobe gauche du cervelet. *Arch. gén. de médecine*, t. XIV, obs. III.

Charcot. *Comptes rendus de la Société de biologie*, 1851.

Claude. Atrophie cérébelleuse dans la démence précoce. *Encéphale*, 1909.

Cornélius. *Atrophies croisées du cervelet.* Thèse de Paris, 1907.

Cornil. Sclérose du cervelet. *Progrès médical*, 1874.

Cornu. Atrophie croisée du cervelet dans un cas de tumeur cérébrale. *Nouvelle Iconographie de la Salpêtrière*, 1904.

Cotard. *Atrophie cérébrale.* Thèse, 1868.

Cruveilhier. *Atlas d'anatomie pathologique*, 8ᵉ livre, pl. 5, fol. 1, 2, 3.

— *Anatomie pathologique générale.*

Dejerine. Sur l'origine corticale et le trajet intracérébral des fibres de l'étage inférieur du pied du pédoncule cérébral. *Société de biologie*, 30 décembre 1893.

Dejerine (M. et Mme). *Anatomie des centres nerveux.*

— Sur les connexions du noyau rouge avec la corticalité cérébrale. *Société de biologie*, 1895.

Dejerine et André Thomas. Atrophie olivo-ponto-cérébelleuse. *Nouv. Icon. de la Salpêtrière*, 1900.

Doursut. Notes sur quelques cas d'atrophie du cervelet. *Annales médico-physiologiques*, 1891.

Duguet. Atrophie avec l'induration du cervelet chez une épileptique. *Bulletin de la Société anatomique de Paris*, 1862.

— Deux cas d'atrophie du cervelet. *Gazette hebdomadaire*, 1862.

— *Société anatomique*, 1862.

Dupuy. Recherches sur physiologie du cervelet. *Société de biologie*, 1887.

Ferrier. *Les Fonctions du cerveau*, 1878.

Fletcher-Beach. Atrophie du cerveau. Imbécillité. *Journal of mental science*, janvier 1883.

— *Archives de neurologie*, 1884.

Fouchet et Thomas. Atrophie du cervelet. *Revue de neurologie*, 1903.

Hammarberg. Atrophie und Sclerose des Kleinhirns. *Nord med. Arch.*, 1890.

— *Neurologisch. Centralblatt*, 1892.

Haustralter et Collin. Examen anatomique et histologique d'un cas de microgyrie hémisphérique. *Nouv. Icon. de la Salpêtr.*, 1908.

Herbert C. Magor. — Atrophie et sclérose du cervelet dans un cas d'imbécillité épileptique. *Journal of mental science*, janvier 1883.

— *Archives de neurologie*, 1884.

Hitzig. Sur un cas de déchet hémilatéral du cervelet. *Archives de neurologie*, 1884.

Kirchoff. Ueber Atrophie und Sclerose des Kleinhirns. *Archives für Psychiatrie*, 1884.

Klippel et Lhermitte. De l'atrophie du cervelet dans la démence précoce. *Encéphale*, 1909.

Kotschetkova (Lydia). *Beitrag zur pathologischen Anatomie der Microgyrie und Microcephalie*. Inaugural Dissertation, Zurich, 1901.

Lallement. Atrophie du lobe gauche du cervelet. Apoplexie gauche. Atrophie du pédoncule cérébelleux supérieur gauche, de l'olive, du corps strié droits. *Société anatomique*, 1862.

Lannois. Atrophie unilatérale du cervelet. *Archives de neurologie*, 1890.

— **et Paviot**. Lésions histologiques de l'écorce du cervelet. *Nouv. Iconogr. de la Salpêtr.*, 1902.

Lejonne et Lhermitte. Atrophie olivo-rubro-cérébelleuse. *Société de neurologie*, 1909.

— *Nouvelle Icon. de la Salpêtr.*, 1909.

Lhermitte et Klippel. Atrophie croisée du cervelet. *Revue neurologique*, 1911.

Lœw. *L'Atrophie olivo ponto-cérébelleuse*. Thèse, 1903.

Luys. Etude sur l'anatomie, physiologie et pathologie du cervelet. *Archives générales de médecine*, 1854.

Marchand. Hémiatrophie cérébrale et cérébelleuse croisée chez un imbécile épileptique. *Revue neurologique*, 1907.

Marinesko. Physiologie du cervelet et ses applications à la neuropathologie. *Semaine médicale*, 1896.

Meschade. Cas d'épilepsie accompagnée de mouvements et de conceptions irrésistibles, sclérose d'un hémisphère cérébelleux. *Wirchow's Archiv*, 1880. *Archives de neurologie*, 1881.

Mingazzini. Sur le trajet des voies cérébro-cérébelleuses chez l'homme. *Encéphale*, 1909.

Monakow. Experimentelle und pathologisch. anatomische Untersuchungen über die Hauberegion den Sehügel und die Regio subthalamica. *Archiv für Psychiatrie*, 1895.

Mott et Fredgold. Hémiatrophie du cerveau, ses résultats sur les cervelet, bulbe et protubérance. Compte rendu. *Revue neurologique*, 1901.

Neurabger et Edinger. Einsectiger fast totaler Maugel des Cerebellums. Varia oblongatal. Herztod durch accessorius reizung. *Berl. klin. Wochensch.*, 1898.

Obersteiner. Eine partielle Kleinhirnatrophie nebst einigen Bemerkungen über den normalen Bau des Kleinhirns. *Allgem. Zeitschrift für Psychiatrie*, Bd. XXVII, 1870.

Personali. Contribution aux localisations cérébelleuses. *Revue neurologique*, 1901.

Petit (d'Alfort). Aplatissement des hémisphères cérébraux par sarcome ossifiant de la voûte cranienne avec atrophie cérébelleuse consécutive chez un chien. *Société anatomique de Paris*, 1906.

Pierret. Note sur un cas d'atrophie périphérique du cervelet avec lésion concomitante des olives bulbaires. *Archives de Physiologie*, 1872.

Preisic. Le noyau rouge et le pédoncule cérébelleux supérieur. *Journal für Psychologie und Neurologie*, 1904.

Ramony Cajal. Histologie du système nerveux, 1903.

Reitsema. De indirecte atrophie der Kleine hersenen. *Psychiatrische en Neurologische Bladen*, 1904.

Roget et Collet. Sur une lésion systématisée du cervelet et de ses dépendances bulbo-protubérantielles. *Archives de neurologie*, 1893.

Rossi. Atrophie primitive parenchymateuse du cervelet à localisation corticale. *Nouvelle Iconographie de la Salpêtrière*, 1907.

Stilzner. Ueber einen Fall von Kleinhirnatrophie. *Zeitschrift für Heilkunde*, Bd. XXVII, 1906.

Turner. *De l'atrophie unilatérale du cervelet*. Thèse de Paris, 1856.

Van Gehuchten. Les pédoncules cérébelleux. *Nevraxe*, vol. VII, 1905.

— *Anatomie des centres nerveux*.

Vulpian. *Leçons sur la physiologie générale et comparée du système nerveux*. Paris, 1866.

— Remarques sur l'atrophie unilatérale croisée du cerveau et du cervelet. *Société de biologie*, 1856.

TABLE DES MATIÈRES

3149. — Tours, imprimerie E. Arrault et Cⁱᵉ.

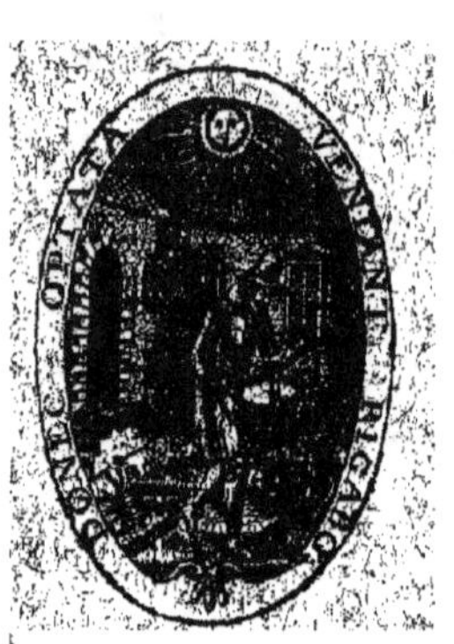

3127. — Tours, imprimerie E. ARRAULT et Cⁱᵉ

www.ingramcontent.com/pod-product-compliance
Lightning Source LLC
LaVergne TN
LVHW021847170726
843503LV00003B/1101